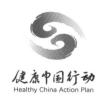

健康中国行动
Healthy China Action Plan

协和怀孕百科

孕产专家带你闯关

（第二版）

北京协和医院副主任医师 **马良坤**◎主编
北京协和医院主治医师 **胡惠英**◎副主编

U0278299

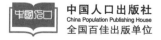
中国人口出版社
China Population Publishing House
全国百佳出版单位

图书在版编目（CIP）数据

协和怀孕百科：孕产专家带你闯关：第二版／马良坤主编. -- 北京：中国人口出版社，2019.11

ISBN 978-7-5101-6788-1

Ⅰ. ①协…Ⅱ. ①马…Ⅲ. ①妊娠期－妇幼保健－基本知识 Ⅳ. ①R715.3

中国版本图书馆CIP数据核字(2019)第232064号

协和怀孕百科：孕产专家带你闯关：第二版

XIEHE HUAIYUN BAIKE:YUNCHAN ZHUANJIA DAI NI CHUANGGUAN:DIERBAN

马良坤　主编

责任编辑	何　军　刘继娟
装帧设计	李　尘　刘小然
责任印制	林　鑫　单爱军
出版发行	中国人口出版社
印　　刷	北京柏力行彩印有限公司
开　　本	787毫米 × 1092毫米　1/16
印　　张	12.75
字　　数	250千字
版　　次	2019年11月第1版
印　　次	2019年11月第1次印刷
书　　号	ISBN 978-7-5101-6788-1
定　　价	49.80元

网　　址	www.rkcbs.com.cn
电子信箱	rkcbs@126.com
总编室电话	(010) 83519392
发行部电话	(010) 83510481
传　　真	(010) 83538190
地　　址	北京市西城区广安门南街80号中加大厦
邮　　编	100054

"健康中国2030"规划纲要专家组

组长

王陇德

副组长

刘德培

成员（按姓氏笔画排序）

马 军	王 辰	卢元镇	刘尚希	刘国恩	何传启
李 波	李 铁	张伯礼	肖诗鹰	於 方	柯 杨
姚 宏	胡鞍钢	高 福	葛廷风	詹启敏	鲍明晓

"健康中国行动" 专家咨询委员会

主任委员

王陇德

副主任委员

王　辰　　胡盛寿　　高　福　　赫　捷

委员（按姓氏笔画排序）

于金明	马　军	马文军	马玉杰	马建中	王　生
王大庆	王文瑞	王拥军	王金南	王建业	王谢桐
王福生	孔灵芝	孔祥清	厉彦虎	宁　光	乔　杰
朱　军	朱凤才	邬堂春	刘　峰	刘兴荣	刘俊明
刘剑君	刘维林	汤乃军	孙殿军	苏　旭	李　松
李　涛	李　雪	李长宁	李祥臣	李景中	李新华
李耀强	杨　静	杨月欣	杨文敏	杨莉华	杨维中
杨毅宁	吴　建	吴先萍	吴宜群	张　伟	张一民
张华东	张伯礼	张雁灵	张湘燕	张新卫	张澍田
陆　林	陈永祥	陈君石	陈荣昌	陈雪峰	陈博文
邵　兵	季加孚	金龙哲	周晓农	周敏茹	周敬滨
屈卫东	赵旭东	赵建华	钟南山	段　勇	施小明
祝小平	贾伟平	顾　硕	钱晓波	倪　鑫	徐　勇
徐东群	徐建国	郭万申	郭新彪	席　彪	陶　澍
黄发源	黄惠勇	黄璐琦	常　春	葛均波	韩雅玲
曾晓芃	赫元涛	廖文科	廖远朋	缪剑影	樊　嘉
瞿　佳	瞿介明				

出版前言

　　"健康中国行动"科普出版是实施健康中国战略、落实《"健康中国 2030"规划纲要》《健康中国行动 (2019~2030 年)》的重要举措。

　　按照中央宣传部和国家卫生健康委领导指示精神，健康中国行动科普出版项目要围绕健康中国行动总体部署，紧紧依靠"健康中国 2030"规划纲要专家组和"健康中国行动"专家咨询委员会的指导，全面、规范、有序推进。作为国家卫生健康委的直属联系单位，中国人口出版社在中央宣传部、国家卫生健康委各司（厅、局）和直属联系单位以及专家组专家的指导下，制订了《健康中国行动科普出版项目实施方案》，涵盖三大领域：一是出版卫生健康法律法规、标准规范、指南、经验、研究成果等工具类图书，作为社会各界实施健康中国战略、"把健康融入所有政策"的指导与参考；二是出版与卫生健康相关的国家和行业职业考试培训教材；三是出版面向大众的健康科普读物，适当引进其他国家健康科普成果，"强化健康常识，普及健康知识"，提高公民健康素养。计划在 3 年内推出 1300 种健康科普出版物。

　　我们坚信，在党中央的坚强领导、相关部委的支持以及专家组专家的指导下，健康中国行动科普出版项目一定能为广大人民群众提供更加丰富多彩、科学实用、"真善美"兼备、具有亲和力的健康科普产品。敬请期待。

Contents
目　录

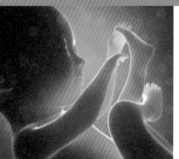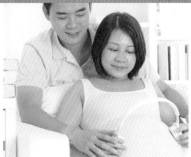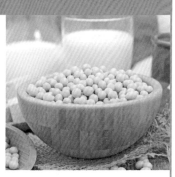

第 1 关　备孕——沃土才能育壮苗

Contents
目 录

第 2 关　怀孕第 1 个月（1～4 周）

第 3 关　怀孕第 2 个月（5～8 周）

Contents
目 录

第4关　怀孕第3个月（9～12周）

第5关　怀孕第4个月（13～16周）

Contents
目 录

第6关 怀孕第5个月（17～20周）

Contents
目 录

Contents
目 录

第 9 关　怀孕第 8 个月（29 ～ 32 周）

第 10 关　怀孕第 9 个月（33 ～ 36 周）

Contents
目 录

第 11 关　怀孕第 10 个月（37 ~ 40 周）

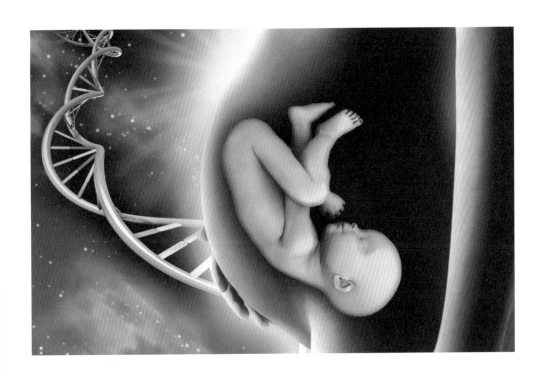

Contents
目 录

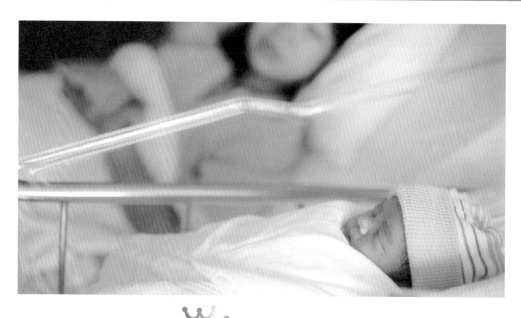

闯关成功啦——分娩

Contents
目 录

奖励关 —— 妈妈坐月子

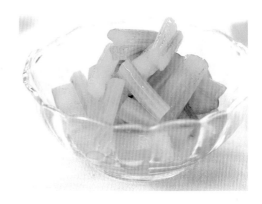

Contents
目 录

奖励关 —— 新生儿护理

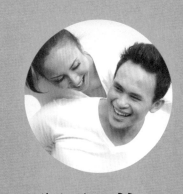

第 ① 关　备孕——沃土才能育壮苗

沃土才能育壮苗，怀孕就像种植一棵小苗。妈妈的身体就是小苗成长的环境，在准备怀孕前，将身体调理到最佳状态，就好比给种子准备了一块肥沃的土地。

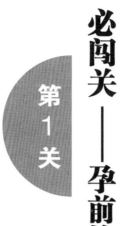

必闯关——孕前检查

第1关

女性孕前必检项目

检查项目	检查内容	说明
生殖系统	通过白带常规筛查滴虫、霉菌、支原体、衣原体阴道炎症，以及淋病、梅毒等性传播性疾病检查是否有妇科疾病。	如果发现患有上述妇科疾病，彻底治疗再怀孕。
肝功能检查	除了转氨酶、白蛋白、胆红素等，还包括血糖、胆汁酸等项目。	如果肝炎未愈，最好治愈后再怀孕。
脱畸全套检测	准备怀孕前3个月要进行风疹、弓形虫、巨细胞病毒检测。	一般60%～70%的女性会产生风疹病毒抗体，所以孕前体检必不可少。
妇科内分泌检查	包括促卵泡激素、黄体生成素等6个项目，进行月经不调等卵巢疾病的诊断。	如果患有多囊卵巢综合征、高泌乳素血症，会给孕育带来困难。
尿常规检查	尿常规检查有助于肾脏疾患的早期诊断。	根据肾脏病的程度不同，决定是否可以妊娠、分娩。在未取得医生许可之前应进行避孕。
口腔检查	在孕前6个月应进行口腔检查，去除牙菌斑，消除牙龈炎症。	避免孕期牙病治疗药物对胎宝宝的影响。
染色体检查	有遗传病家族史的育龄夫妇都必须做。	检查遗传性疾病，以免发生出生缺陷。
普通体检	包括检查血型、测量血压、血色素、血糖和心脏检测等基本身体健康状况评估。	只有身体健康，才能让孕期无忧。

排卵功能评估

孕激素是卵巢分泌的具有生物活性的主要激素，在怀孕过程中，它扮演着非常重要的角色。如果月经不规律，排卵功能不良，黄体功能不佳，就比较难受孕，即使怀孕，也容易发生流产、早产。

如何检测孕激素水平

检测孕激素水平最直接的方法就是如果每个月来一次月经，备孕女性在月经来潮的第 2 ~ 5 日去医院抽血，医生会通过检查血清来判断孕激素是不是正常。当然，也可通过测量基础体温来判断孕激素水平，主要是测量排卵后的基础体温。排卵后体温上升应维持在 14 天左右，上升幅度 0.3℃ ~ 0.5℃，否则应视为排卵功能不良。

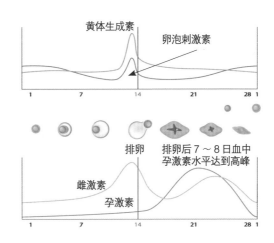

男性孕前必检项目

检查项目	说明
生殖系统	生殖系统是否健全是孕育的前提，除了排除这些因素外，还要考虑传染病，特别是梅毒、艾滋病等。
染色体异常	有遗传病家族史的男性最好进行染色体检测，排除遗传病。
精液检查	不育夫妇通过检查获知精子活力、质量等状况，以便对症治疗。
肝炎病毒检查	避免将肝炎传染给孕妇，甚至通过母体传染给胎宝宝。

孕事叮咛

为了帮助医生确诊，平时记录过去的病史（切忌隐瞒）、最近 3 个月的月经情况、经期出现的问题、性生活中的问题、既往妊娠情况等。

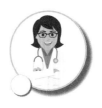

怀疑不孕不育时需做检查确认

若育龄夫妇婚后同居，未采取任何避孕措施，性生活正常，一年以上女方仍未受孕，则可确定为不孕。

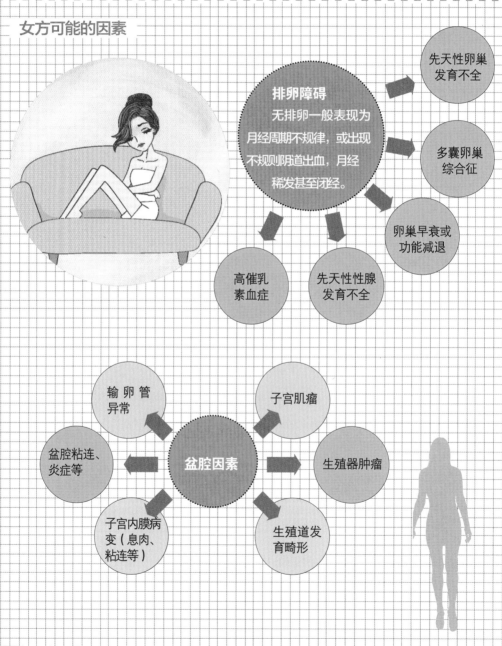

女方可能的因素

排卵障碍
无排卵一般表现为月经周期不规律，或出现不规则阴道出血，月经稀发甚至闭经。

先天性卵巢发育不全

多囊卵巢综合征

卵巢早衰或功能减退

高催乳素血症

先天性性腺发育不全

输卵管异常

子宫肌瘤

盆腔粘连、炎症等

盆腔因素

生殖器肿瘤

子宫内膜病变（息肉、粘连等）

生殖道发育畸形

女性不孕检查项目

检查项目	说明
系统检查	除全身检查外，还应做生殖系统检查。除一般视诊、触诊外，还要做阴道内诊检查（双合诊或三合诊），初步了解阴道、宫颈、子宫、输卵管、卵巢及盆腔的大致情况，如子宫的大小、位置是否正常，子宫、输卵管、卵巢有无肿块、压痛，子宫有无抬举痛，附件的活动度等。
推测有无排卵及预测排卵期	可通过基础体温测定以及宫颈黏液检查或激素测定来判断。
子宫内膜检查	必要时通过活检了解子宫内膜的功能状态。这项检查是了解有无排卵或黄体功能状态的可靠方法，同时还可以了解宫腔的大小，排除宫腔病变，如结核、子宫肌瘤等。
内分泌功能测定	在月经周期的不同时间做血清雌激素、孕激素、促卵泡激素、泌乳素水平的测定，以了解卵巢功能情况；测定基础代谢率，以了解甲状腺功能；必要时进行肾上腺功能检查。
输卵管通畅检查	包括输卵管通液检查、子宫输卵管碘油造影，主要了解输卵管通畅与否，子宫输卵管发育是否正常、有无畸形等。对输卵管欠通畅者（如轻度粘连）兼有治疗作用。
免疫学检查	了解有无抗精子抗体存在，除进行抗精子抗体测定外，还可通过性交后试验、体外精子穿透试验等进行间接了解。
颅脑部（蝶鞍部）X线检查	高泌乳素血症的女性检查，了解垂体是否有肿瘤或其他病变。
染色体检查	有些不孕症尤其是卵巢早衰女性，需要查染色体。

男方可能的因素

01

精液异常：无精、弱精、少精、畸精症等。

02

性功能异常：外生殖器发育不良或勃起功能障碍、不射精、逆行射精等。

03

免疫因素：精子、精浆在体内产生抗精子抗体。

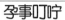

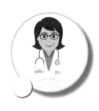

孕事叮咛

近年来，性传播疾病发病率逐年上升，对男性健康造成极大的危害，预防和彻底治疗生殖道的感染是降低男性不育率的重要途径。

男性精液检测

精液检查的结果可以明确男方是否患有不育症，是医生制定治疗方案的重要参考，因此，采集精液标本影响到检查结果的准确性。

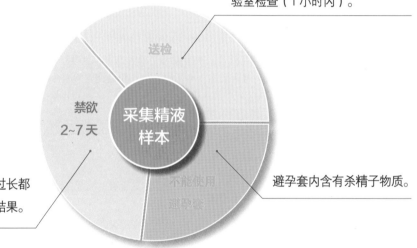

收集在干净的容器内，保持温度恒定的情况下 (20~37℃) 尽快送到实验室检查（1 小时内）。

禁欲
2~7 天

采集精液样本

时间过短或过长都会影响检查结果。

不能使用避孕套

避孕套内含有杀精子物质。

影响精液检查的因素

禁欲时间过短或过长，近期身体的疲劳状态，近期大量喝酒及吸烟，近期有发热，采精时漏了一部分精液，采精时的环境差，精液采集后未及时送检等都可能使检查结果不准确。因此，一次检查结果不正常时，不能认为一定有问题。一般应间隔 1 ~ 2 周复查，共查 2 ~ 3 次。只有多次检查，精液异常的结果才具有意义。

精液异常的常见情况及其治疗

少精子症、无精子症、精子活力低下、死精子症、精液不液化症是常见的精液异常情况，这时医生会对不育症患者进行其他方面的检查，包括体格检查、血液检查等，了解引起不育症的确切原因 (如内分泌疾病、生殖道感染、抗精子抗体阳性、精索静脉曲张、性功能障碍等)，以便采取相应的治疗措施，改善精液质量，恢复生育力。

孕前需注射的疫苗

我国目前还没有专为女性设计的怀孕免疫计划，但是专家建议备孕女性最好打两种疫苗：乙肝疫苗、风疹疫苗。水痘疫苗和流感疫苗也可酌情选择。

乙肝疫苗——孕前 11 个月注射

乙肝疫苗最好从孕前 11 个月开始注射，即从第 1 针算起，在此后 1 个月时注射第 2 针，在 6 个月时注射第 3 针。

风疹疫苗——孕前 8 个月注射

风疹疫苗至少应该在孕前 3 个月注射，以保证准妈妈怀孕的时候体内风疹病毒已经完全消失，不会对胎宝宝造成影响。但是，为了保险起见，备孕女性还是将注射风疹疫苗的时间提前到孕前 8 个月。

流感疫苗——孕前 3 个月注射

如果准备怀孕的前 3 个月刚好是在流感疫苗注射期，则可以考虑注射。注意，如果对鸡蛋过敏，则不宜注射流感疫苗。

水痘疫苗——至少在孕前 3 个月注射

孕早期感染水痘，可致胎宝宝先天性水痘或新生儿水痘；怀孕晚期感染水痘，可能导致孕妇患严重肺炎甚至致命。没有接种水痘疫苗的女性应至少在孕前 3 个月接种水痘疫苗。

孕事叮咛

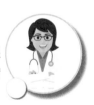

疫苗注射虽然是目前预防传染病的最有效方式，但并非百分之百保险，所以备孕女性不能完全放松，要减少出入公共场所、避免接触传染病患者、多运动、增强个人的抵抗力。

什么情况下需要查 ABO 型溶血症

新生儿溶血主要是由于 ABO 及 Rh 血型系统不合所引起，不过一般来说，第一次怀孕而且怀孕过程很顺利的话，溶血症基本上是不会发生的，不必太担心。

ABO 血型不合是指女性的血型为 O 型，丈夫为 A 型、B 型或 AB 型，女性体内的抗 A 或抗 B 抗体通过胎盘进入胎宝宝，使血细胞受到破坏，ABO 血型不合的发生率很低，也较轻。

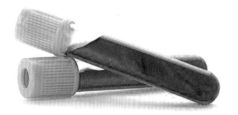

掌握受孕最佳时机

闯关技能——

第1关

抢占最佳受孕月份：7月上旬到9月上旬

7月上旬到9月上旬受孕
早孕反应避开了盛夏对食欲的影响，水果、蔬菜品种丰富，可以有计划地调理饮食。

孕中期正值冬季
已经过了早孕期，胚胎致畸可能性小，也可避开寒冷的侵袭。

孕中晚期为来年的初春
风疹、流感病毒易流行，不会对胎宝宝产生影响。

春末夏初宝宝出生
护理较容易，婴儿洗澡不易受凉，能到室外呼吸新鲜空气，多晒太阳

抢占最佳受孕日期：排卵前2天和排卵日当天

精子在女性体内能存活4天，生命力最旺盛的阶段是前48小时，然后就开始老化了，这就是说，在女性排卵日的前2天及排卵日当天"播种"能保证精子在最有活力的时候与卵子接上头，从而开启生命的新篇章。

解读生命诞生的神奇过程

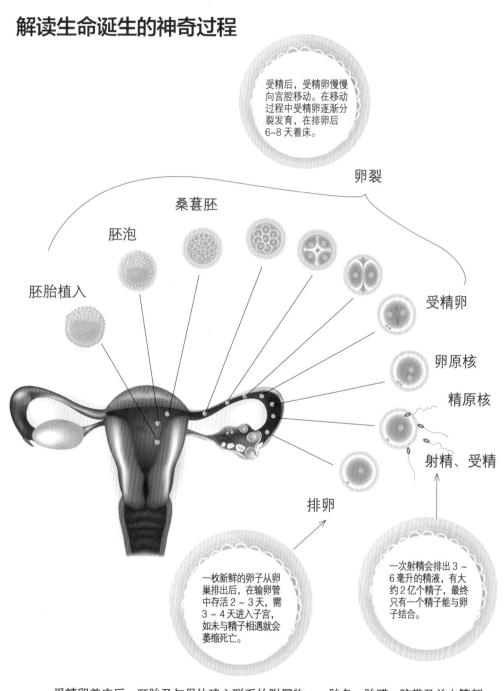

受精后，受精卵慢慢向宫腔移动。在移动过程中受精卵逐渐分裂发育，在排卵后6~8天着床。

卵裂

桑葚胚

胚泡

受精卵

胚胎植入

卵原核

精原核

射精、受精

排卵

一枚新鲜的卵子从卵巢排出后，在输卵管中存活2~3天，需3~4天进入子宫，如未与精子相遇就会萎缩死亡。

一次射精会排出3~6毫升的精液，有大约2亿个精子，最终只有一个精子能与卵子结合。

　　受精卵着床后，胚胎及与母体建立联系的附属物——胎盘、胎膜、脐带及羊水等都将逐渐发育形成。

孕育宝宝的最佳年龄

女性最佳生育年龄为 23 ~ 30 周岁，男性最佳生育年龄为 27 ~ 35 周岁。

过早或过晚生育的不利影响

对男性来说：

27 ~ 35 周岁是男性精子质量达到高峰的时期，处于这个年龄的男性生活经验较丰富、智力成熟，懂得主动学习孕育知识，会关心爱护妻子，有能力抚育好婴幼儿。

男性过了 35 岁，体内雄性激素的分泌量开始减少；年龄过大时，精子的基因突变率相应增高，精子的数量和质量都得不到保证，对胎宝宝的健康也会产生不利。

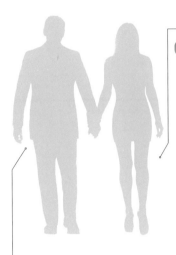

对女性来说：

在 23 ~ 30 周岁这一时期，女性全身发育完全成熟，卵子质量高，分娩危险小，早产、畸形儿和痴呆儿的发生率最低。

早于 20 岁怀孕生育，胎宝宝与发育中的母亲争夺营养，对母亲健康和胎宝宝发育都不好。

过晚生育，卵泡在卵巢中积存的时间过长，染色体会发生"老化"，出现衰退，年龄越大，先天愚型和各种畸形儿的发生概率越大；随着年龄的增长，怀孕的概率会下降，容易患孕期并发症。超过 35 周岁的产妇称为高龄产妇。

孕事叮咛

夫妻年龄不能同时符合的时候，应以女方为主，毕竟女方的年龄对怀孕的影响更大。

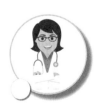

基础体温测排卵日期

基础体温与排卵的关系

女性的体温会随着月经周期发生微妙的变化，在没有发生饮食、运动、情感波动等足以改变体温的行为的前提下测量的体温就是基础体温。

月经期和月经后的 7 天内是持续的低温期，中途过渡到高温期后，再返回低温期，然后下次月经开始。从低温期过渡到高温期而成为分界点的那一天，基础体温会特别低。以这一天为中心，前 2 天和后 3 天被称作排卵日。

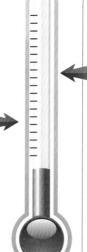

怎样测量基础体温

女性的体温变化是比较细微的，备孕女性应先到药房购买女性专用的基础体温计，它的刻度细，能测量出较精准的体温。

睡前把基础体温计放在枕边随手可以拿到的地方，早上睡醒睁开眼睛，在还没有换衣服，也没有离开床之前，将体温计放在舌头下，闭紧嘴巴，测量 3 ~ 5 分钟，并记录结果。每天在固定时间测量，以免在时间差内体温升高，使测量记录失去意义。坚持做一个月后，就可以得到以月经周期为基准的基础体温表了。然后将从月经开始标出的一个月经周期内的基础体温连接成线。

怎样看基础体温表

在基础体温表上，你将发现，低温期持续 14 天后，在排卵期的体温会升高 0.3℃ ~ 0.5℃，进入 14 天高温期。如果没有妊娠，基础体温将迅速下降；如果妊娠，将会停经，高温期将会延续至妊娠第 4 个月。如果低温期持续时间很长，则有可能没有排卵，应及早向医生咨询。

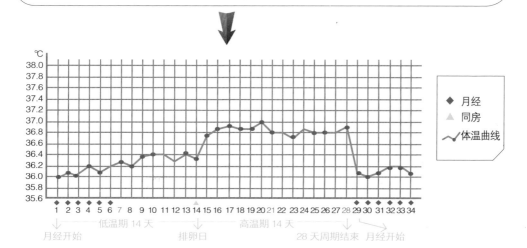

排卵试纸是确定排卵日的好帮手

基础体温是测试排卵期的最好方法，但是有非常多的女性很难坚持几个月，这个时候，不妨用测排卵试纸。

备孕女性可以选择 2 种或 2 种以上不同品牌的排卵试纸条，各买 10 条左右，在早上 10 点到晚上 8 点之间的任何时间，将尿液适量滴在试纸指定的位置，几分钟后就会出结果。

如果试纸显示阳性，说明会在 24 ~ 48 小时之内进入排卵期；如果是阴性，说明排卵期还需要一些时间，可以第二天再测。

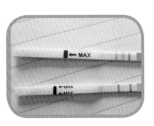

孕前 3 个月开始调整性生活频率

孕前 3 个月到孕前 1 个月，备孕夫妻的性生活的频率以每周 1 ~ 2 次为宜，性生活频率过高，会导致精液量减少和精子密度降低，使精子活动率和生存率下降，不利于以后受孕。

到备孕期的最后 1 个月，可以做好受孕的准备了，可在排卵期之前 5 ~ 7 天养精蓄锐，因为一次射精后要 5 ~ 7 天精子才能成熟和达到足够的数量。

排卵期前后的一周内，可以增加性生活的次数，在体力允许的情况下，隔日或 3 天一次，这样，可以在保持精液质量的前提下提高受孕概率。

提前 6 个月停服长效避孕药

避孕药是由小剂量的雌激素和孕激素合成，主要作用是抑制排卵，改变宫颈黏液的性状，阻止精子进入宫腔，妨碍受精卵着床等。

避孕药中的雌激素和孕激素可能会引起胎宝宝生殖器异常，出现男性胎宝宝女性化或女性胎宝宝男性化的现象，并可发生胎宝宝唇腭裂及脊椎、肛门和心脏畸形等病症。

由于体内存留的长效避孕药成分在停服 6 个月后才能完全排出体外，因此，服用长效避孕药的备孕女性在怀孕半年前就应该停止服用避孕药，给药物成分完全排出体外留出足够的时间。

避孕是为了等待最好的时机

如果处于备孕状态，已经停止服用口服避孕药，又不适合怀孕，本着对孩子负责、对家庭负责的态度，为了选择让宝宝在恰当的时候到来，在激情时刻别忘了避孕。

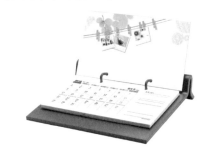

避孕方法大奉送

避孕方式	使用方法	优势	禁忌和注意
避孕套 ▶	1. 性交开始前阴茎勃起后戴上。 2. 使用前先捏住套子的前端小囊，挤出囊内空气，同时将卷好的避孕套套在已勃起的阴茎头上，直至阴茎根部。 3. 射精后要在阴茎尚未软缩前，手指按住避孕套口与阴茎一起抽出。	1. 适用范围广，尤其适合不宜采用药物和节育器避孕的女性。 2. 避孕效果好。 3. 可防止病菌传播。 4. 对身体基本无害。	性交结束后需检查避孕套有无破裂，如有破裂应及时采取补救措施。
外用避孕药（杀精剂）▶	将药剂放置在阴道深处、子宫颈口附近，待药物完全溶解后进行性交。 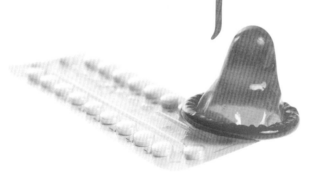	1. 药物不被身体吸收，对身体没有影响。 2. 感染性传播疾病的概率较低。	1. 使用栓、片、膜剂，一定要等药物溶解后才进行性交。 2. 每次性交前都要放置，如果放置超过一小时尚未射精或再次性交要重新放置。 3. 房事时女方宜采用卧位（女上位或直立位时药物会自阴道流出而降低避孕效果）。 4. 女方性交后应仰卧15~30分钟。 5. 性交后6小时内不宜冲洗阴道。 6. 个别人可能出现过敏反应。
安全期避孕 ▶	用基础体温法、宫颈黏液法或B超检测排卵期，避开排卵期进行性交。	不需要使用器具、服用激素或行外科手术，自然而没有不良反应。	排卵受生活环境、情绪、健康等影响而改变时，可能出现额外排卵，会导致避孕失败。

最方便和有效的避孕方式是使用避孕套，只要选择合格的避孕套，用法得当，避孕效果可达**95%**以上。

提前调离不利怀孕的岗位

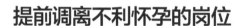

高温作业、振动作业和噪声过大的工种。

生产有毒化学物的工厂：作业场所空气中铅及其他化合物、苯、苯胺等有毒物质浓度超过国家劳动安全卫生标准的作业。

电磁辐射环境：医疗或工业生产放射室、电离辐射研究以及电视机生产等。

医院的传染病区。

避开这些不宜怀孕的特殊时期

在一些特殊情况下受孕对胎宝宝会有一定的影响，要想孕育一个健康宝宝，夫妻双方最好避开几个不利受孕的时期。

		对受孕的影响	建议
	患病期	疾病会影响体质、受精卵的质量、宫内着床环境。患病期间服用的药物也可能对精子和卵子产生不利影响。	夫妻双方有人患急性病时，需等身体康复、停药并征得医生同意后再考虑受孕。
	蜜月期	男女婚事时，身体一般处于过度疲劳状态，加之新婚夫妇性生活频繁，会影响精子、卵子的质量。	不要在新婚时马上受孕，应该婚后适应一段时间后再受孕。
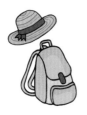	路途劳顿期	旅游途中往往生活起居没有规律，饮食失调，饥饱无常，营养偏缺不均，睡眠不足，加上过度疲劳和旅途颠簸，可影响受精卵生长，易导致流产。	有出游计划时，要暂停怀孕计划，待旅游回来后再重新开始。
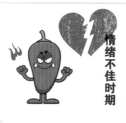	情绪不佳时期	情绪与健康息息相关，还可影响精子和卵子的质量，同时不良的情绪刺激可影响母体激素分泌。	精神不愉快时要暂时避免受孕，积极调适，待精神愉快时再考虑受孕。

暂停涂指甲油

涂指甲油对爱美的女性来说再正常不过了，但是一旦你准备要一个宝宝，为了宝宝的健康，这些爱美行为就不得不变得谨慎起来。

多数指甲油含有多种对人体有害的物质，对健康产生诸多危害，其中邻苯二甲酸酯会妨碍正常的激素平衡，会导致严重的生殖损害和其他健康问题；苯和甲醛均是致癌物质。

另外，指甲油除了会损害人体健康外，其中所含的一种名叫酞酸酯的物质还容易引起孕妇流产或者生出畸形儿。如果准妈妈怀的是男孩，这种有害物质可能引起生殖器畸形。

最好在备孕期间停止染发、烫发

染发剂中含有一些有害的化学物质和重金属，能通过头皮吸收进入人的体内，从而产生不良影响，停留在人体内还可能对未来胎宝宝造成不良影响。烫发药水还可能经皮肤进入血液循环，对卵子产生不良影响。

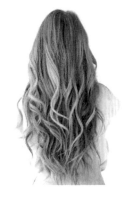

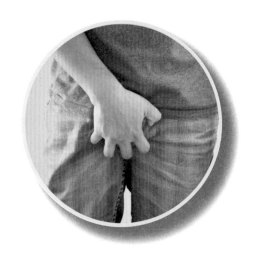

紧身衣裤换成宽松衣裤

女性的阴道口、尿道口、肛门靠得很近，内裤穿得太紧，易与外阴、肛门、尿道口产生频繁的摩擦，使这一区域污垢（多为肛门、阴道分泌物）中的病菌进入阴道或尿道，引起泌尿系统或生殖系统的感染。

紧身衣使体内血液循环不畅，尤其在月经期，易出现经期腰痛、腹痛症状，甚至导致不孕。

对于男性来说，无论是牛仔裤，还是过紧的内裤，都会紧紧包裹着阴囊，让阴囊处于密闭状态，空气不流通，使细菌滋生，引起生殖道的炎症；阻碍阴囊皮肤散热降温，限制血液循环，妨碍精索静脉回流，对精子的产生不利。长此以往，容易造成不育的不良后果。

因此，建议备孕男性最好不要穿紧身裤，想穿牛仔裤的话，应选择稍宽松、透气性好的裤子。

备孕女性选择内裤有讲究

款式: 宽松。过紧、过小的内裤不利于排汗。

材质: 天然的、纯棉的或经过软化处理过的亚麻。透气性好，吸汗，不刺激皮肤。

颜色: 天然浅色，如肉色、米色等。

男性尽量少骑自行车

自行车作为一种方便快捷的代步工具，一直备受人们喜爱，但是备孕男性不宜每天骑自行车，因为过多地骑车会影响生育能力。

骑车时身体前倾，腰弯曲度增加，这样，睾丸、前列腺紧贴坐垫而受到挤压，长此以往，会出现缺血、水肿、发炎等症状，影响精子的生成以及前列腺液、精液的正常分泌。另外，骑车过程中身体不停地颠簸和震动，可导致阴囊受损，阻碍精子的生长。

如果实在需要骑车，应该注意骑车技巧。

1. 骑车时臀部坐正，两腿用力均衡。

2. 骑行过程中不要把重心全部依靠车座承担，腿部适当承担身体压力，骑到累了可以适当站立骑行。

3. 自行车的车座不宜过高，应富有弹性，防止骑车时臀部左右扭动，以减少局部摩擦。

男性应避免桑拿浴

桑拿浴会使精子数量降低，从而影响受孕。

男性的体温直接影响着精子的质量。睾丸产生精子需要比正常体温（37℃）低 1 ~ 1.5℃的环境，否则影响精子质量。

阴囊是睾丸的"温度调节器"，当环境温度太高时，阴囊会扩大散热面积；而温度降低时，它又会皱起来，以减小散热面积，从而保持阴囊的温度比腹腔内低，维持男性正常性功能。

桑拿浴会直接导致阴囊、睾丸的温度升高，使精子数量减少，甚至导致不育。调查数据显示，一个精子密度原本正常的男性，如果连续 3 天在 43℃ ~ 44℃的温水中浸泡 20 分钟，其密度就可下降到 1000 万/毫升以下。

备孕男性要避免久坐

久坐容易影响生育能力

坐位可使血液循环变慢，尤其是会阴部的血液循环变慢，导致会阴及前列腺部慢性充血淤血。

久坐会造成局部代谢产物堆积，前列腺腺管阻塞，腺液排泄不畅，导致慢性前列腺炎的发生，影响受孕。

久坐会使阴囊处在潮湿、密不透风的环境中，容易产生湿疹。

久坐加上憋尿还可能造成细菌上行，诱发尿道炎或膀胱炎等情况。

建议备孕男性在工作中最好每隔 40 分钟左右起来活动一下，活动时间不少于 8 分钟。

不宜坐软椅

坐比较软的沙发或椅子容易增加不育概率。人的坐姿本来是以坐骨的两个结节作为支撑点的，这时阴囊轻松地悬挂于两大腿之间；而坐在沙发或其他软椅上时，原来的支点下沉，整个臀部陷入沙发中，阴囊会被沙发的填充物和表面用料包围、压迫，静脉回流不畅，造成血液淤滞，精索静脉内压力增高，氧和营养物质缺乏，影响代谢产物的清除，从而影响精子的产生和成熟。

备孕男性所坐的椅子最好选择软硬度适中的，可改善血液循环，降低患病概率。

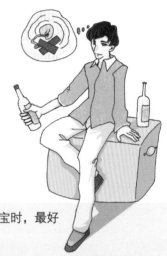

提前戒烟、戒酒

很多人有吸烟、喝酒的习惯，夫妻双方在决定要个宝宝时，最好能痛下决心戒烟、戒酒。

危害	贴心提示
香烟里的有害物质可以通过吸烟者的血液循环进入生殖系统，可能使精子、卵子发生异变，增加流产、死胎和早产的发生率，或者使宝宝出现形态功能等方面的缺陷。	为了宝宝的健康，备孕夫妻最好尽早戒烟。
男性大量饮葡萄酒、啤酒或者烈酒，会减少睾丸激素含量和精子数量；女性长期大量饮酒则可能导致胎宝宝唇裂、腭裂、智力低下等。	建议嗜酒的夫妻在孕前 10 个月开始戒酒。喝酒并不严重的人，在怀孕前 1 个月内禁酒。

做好防辐射工作

防辐射是从备孕开始就特别受人关注的问题，备孕女性无须过于担心，只需注意下面一些问题，采取必要的防备措施就没什么问题了。

辐射源	可能造成的危害	防备建议
手机	手机的辐射比较微小，但也可以对人体造成危害。	最好减少使用手机的时间，长话短说，不使用时手机应放在离自己至少30厘米之外。
电脑	电脑有一定的辐射源，会影响到人体的内分泌系统的紊乱，使皮肤代谢不规律。	每天使用电脑的时间不宜超过4小时；使用电脑时距离屏幕在30厘米以上的距离。
复印机	复印机的线圈、电线圈和马达都是有辐射的。	使用时，身体距离机器30厘米为安全距离，不要用身体贴着或靠着复印机进行操作。目前市面上较新型的复印机把有辐射的部分装在底盘上，这种复印机对身体危害较小。
医疗器械	大剂量的X线可造成胎宝宝畸形、脑部发育不良。	怀孕初期最好不要暴露于大剂量X线之中。X线对胎宝宝的损害与剂量、照射部位相关。拍摄普通的牙片、胸片应该做好腹部防护。
装修材料	部分天然装饰石材可能存在放射性；有些壁纸、壁布、涂料、塑料、板材等会释放有害气体。	购房或租房应注意查看是否为新装修的房子，如果是，最好先住在旧房子里，或将怀孕时间推迟半年到一年。
家用电器	家用电器的辐射较微小，不近距离接触，就可避免。	挑选正规厂家的家用电器产品，不要把家用电器摆放得过于集中，特别是不宜集中摆放在卧室。还要注意缩短使用的时间。

孕前3个月不宜使用的内服药

夫妻双方都要避免使用吗啡、氯丙嗪、红霉素、利福平、解热止痛药、环丙沙星、酮康唑等药物，以免影响卵子的受精能力。

女性避免服用影响女性生殖细胞的药物，如激素、某些抗生素、止吐药、抗癌药、安眠药（男性也要避免）等。

如果患有慢性疾病，如哮喘、暗疮、糖尿病、高血压、癫痫症等，长期服用某种药物，停药前需要征得医生的同意，并由医生确定安全受孕的时间。

女性在备孕期需自行服药时，应特别留意药品说明书标识上的"孕妇禁服"字样的药物。

孕事叮咛

女性孕前最好去医院做一次牙齿检查，如牙齿有问题，应治愈后怀孕，因为怀孕会使准妈妈的口腔疾病增多，而孕期接受X线的检查、麻醉药和止痛药治疗等都会有很多顾忌。

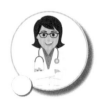

孕前解决牙齿问题的重要性

孕期本来就是牙病多发期，如果怀孕了又出现了牙病，医生一般不会随意诊治，此时也不方便使用止疼药，准妈妈会非常痛苦，所以最好在孕前3～6个月做个口腔检查。

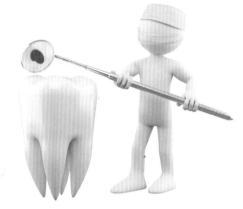

治疗牙龈炎、牙周炎

怀孕后体内的激素水平明显上升，尤其是黄体酮，会使牙龈中血管增生，血管的通透性增强，容易诱发牙龈炎，这被称作"妊娠期牙龈炎"。

怀孕前一定要进行牙龈炎和牙周炎的系统检查，如果孕前就患有牙龈炎或牙周炎，怀孕后炎症会加重，中度、重度的牙周炎还会让早产儿和低体重儿的机会大大增加，所以最好是及早发现、及早治愈。

治愈蛀牙

如果发现蛀牙不处理，会越蛀越大，许多人最后牙疼难耐是由于牙齿烂到根部了，蛀牙越早修补越简单，建议孕前将所有的蛀牙都修补好。

拔除智齿

智齿冠周炎最容易发生在20～35岁，这恰好是育龄女性选择怀孕的时间，所以要想防治这种病的发生，就应该在孕前将口腔中的阻生智齿拔除。

患乙肝可以怀孕吗

女性乙肝患者是可以生育的，不过首先要掌握好生育时机。一般认为，如果乙肝患者肝功能检查半年以上保持正常，身体感觉良好，食欲正常，体力充沛，就可以怀孕。如果实验室检查乙肝病毒复制指标（乙肝病毒e抗原、乙肝病毒脱氧核糖核酸）为阴性时怀孕更好。

乙肝患者一旦怀孕，应尽量避免使用具有肝毒性的药物，如抗生素、抗结核药物、治疗糖尿病药物等，并坚持高蛋白饮食和充分休息，加强孕期及产后宝宝的监护；在生产后应立即给宝宝接种免疫球蛋白和疫苗，根据乙肝病毒滴度与医生讨论决定是否母乳喂养。

患甲亢可以怀孕吗

甲亢患者能否怀孕必须经医生诊断后才能做出决定。检查后，经内分泌科和产科医师的同意，认为可以怀孕，便可考虑怀孕。不过受孕成功后，在孕期一定要定期检查，测定甲状腺受体抗体（TRAb）的浓度，了解胎宝宝的发育状况，平时稍有异常情况应及时向医师反映，以便及时采取措施。

贫血可以怀孕吗

备孕女性一旦发现自己在日常生活中常出现软弱无力，皮肤、黏膜、指甲、口唇等颜色苍白，头晕或站起来时眩晕、头痛、呼吸困难，体力活动后感觉气促、心悸、头晕、头痛、耳鸣、眼花等，应怀疑有贫血可能，应及时确诊、调理。

至于贫血能不能怀孕，则需根据医生的诊断确定其严重程度来决定。建议在怀孕前6个月去医院做血液检查，如在检查中被明确诊断为贫血，则应在医生指导下，有针对性地治疗贫血。

虽然携带"地中海贫血"致病基因的人自己可能不发病，但他们怀的孩子患"地中海贫血"的可能性很大，所以医生会建议夫妇双方在怀孕前要做一下"地中海贫血"的筛查。

高血压、心脏病患者怀孕需谨慎

高血压是一种有遗传倾向的疾病，因此计划怀孕的女性，尤其是家族有高血压病史者，在准备怀孕时一定不要忘记测量血压，看是否有高血压，如果是，则需咨询医生后方可怀孕，怀孕后也要注意控制血压，以减少胎宝宝发育迟缓、流产、早产等发生的概率。

凡有呼吸困难、易疲劳、心慌心悸症状的女性应检查心脏，确诊为心脏病的应在妊娠前进行治疗。症状不严重的心脏病患者，应在医生指导下怀孕。

孕事叮咛

如果怀孕后得知自己有高血压或者心脏病，应立即到医院找产科医生和内科医生进行检查，分析是否能够经受妊娠和分娩所增加的负担，若经医生检查不能胜任的，则应考虑终止妊娠，待情况稳定后再怀孕。

体重对生育的影响

备孕女性体重对生育的影响

备孕女性过胖或过瘦都会影响体内内分泌功能，不利于受孕，过胖者怀孕后也易并发妊娠高血压疾病、妊娠糖尿病等，同时还会增加宝宝出生后第一年患呼吸道疾病、腹泻和过敏的概率。

备孕男性体重对生育的影响

合理的体重能提高生育能力。与体重正常的男子相比，超重男子的精子密度降低了24%；更严重的是体重过轻的男性，他们的精子密度比正常体重的男子降低了36%。男性肥胖可导致性欲减退和阳痿，影响生育和夫妻性生活的和谐。而且由于体内脂肪大量贮藏，造成阴囊脂肪堆积过多，影响精子生产，影响生育。

备孕的正常体重

我国常用的标准体重计算公式为：

男性：标准体重（千克）＝身高－105（厘米）

女性：标准体重（千克）＝身高－105－2.5（厘米）

如果实测体重占标准体重的百分数上下10%为正常范围，大于10%为过重；大于20%为肥胖；小于10%为消瘦；小于20%为明显消瘦。

准备怀孕的夫妻，无论身体过胖还是过瘦，都应积极将体重调整到标准范围内。

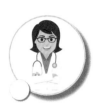

体重超标的女性采取节食的方法减肥是不可取的。节食对身体危害大，如果备孕女性不能摄入维持身体正常运行的各种营养物质，如蛋白质、碳水化合物等，就会影响身体的免疫功能，而且节食过度，会引起体内内分泌失调，导致生殖功能紊乱，严重的会影响排卵，致使不孕的发生。

提前3个月开始补充叶酸

叶酸是一种 B 族维生素，它的主要作用是预防胎宝宝出生缺陷，可有效降低神经管缺陷的发生率。

何时补，怎么补

无高危因素的备孕女性：建议至少从孕前 3 个月开始，每天增补 0.4 毫克或 0.8 毫克叶酸，直至妊娠满 3 个月。

有神经管缺陷生育史的女性：建议从孕前至少 1 个月起开始，每天增补 4 毫克叶酸，直至妊娠满 3 个月。

此外，要多食含叶酸丰富的食物，如绿叶蔬菜及新鲜水果。

补充叶酸要注意什么

1. 药物及酒精会影响叶酸的吸收。

2. 长期服用叶酸会干扰体内的锌代谢，锌一旦摄入不足，就会影响胎宝宝的发育，因此，女性在补充叶酸的同时，要注意补锌。

3. 叶酸的摄入并非越多越好，如果过量摄入叶酸（每天超过 1 毫克），会导致某些进行性的、未知的神经损害的危险增加。

少食用含咖啡因的食物

咖啡因会使女性体内的雌激素水平下降，影响卵巢的排卵功能，从而降低受孕机会。建议备孕夫妻每天咖啡因摄入量不要超过 200 毫（大约相当于 2 杯，每杯 150 毫升的咖啡）。

调查显示，年轻女性若平均每天喝咖啡超过 3 杯，其受孕机会要比从不喝咖啡的女性降低 27%；每天喝 2 杯咖啡其受孕机会比不喝女性低 10% 左右。建议女性在计划怀孕后就尽量少喝或不喝咖啡。

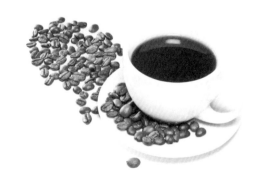

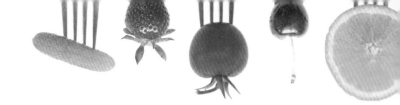

浓茶中也含有少量的咖啡因，计划怀孕的女性也不要大量喝浓茶。

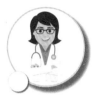

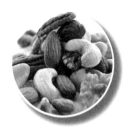 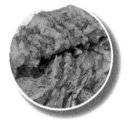 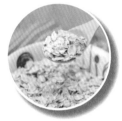 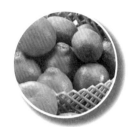

适合备孕女性的健康零食

从准备怀孕起一直到分娩结束，女性都不能随便乱吃零食。这时若馋起来怎么办呢？其实还是有不少美味又营养的健康零食适合备孕女性食用的，下面是推荐备孕女性吃的零食，嘴馋时可以从中挑选。

酱牛肉	牛肉是高蛋白、低脂肪食物，所以酱牛肉适合在饥饿的时候吃，每次吃上 2 ~ 3 小块，能充饥且不会发胖。
新鲜果蔬	在进餐前一小时左右，吃一个苹果、一根香蕉或半个橙子，也可以是黄瓜或西红柿，可以弥补正餐中不易摄取的营养成分。
魔芋	魔芋的热量低，含有丰富的膳食纤维，可以促进排便，还能够延缓糖分的吸收。
即食麦片	麦片高纤维、低脂肪，而且加有维生素和矿物质，营养丰富，如果觉得光吃麦片太单调了，可以加入脱脂牛奶同食。
红枣	红枣中含有丰富的维生素 C 和矿物质，有"活维生素 C 丸"的称号，同时还有补气养血的功效。
核桃、花生、开心果	核桃、花生、开心果中含有丰富的蛋白质和不饱和脂肪酸，既营养又美味，不过一次不要吃得太多，核桃以 3 个为宜，花生与开心果每次 10 ~ 15 粒即可，且只选其中一种。

可以帮助提升精子活力的食物

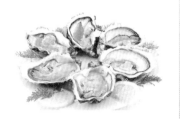

海产品

海产品，如鳝鱼、海参、墨鱼、章鱼等含有丰富的精氨酸，精氨酸是精子形成的必需成分，并且能够增强精子的活动能力，对男子生殖系统正常功能的维持有重要作用。

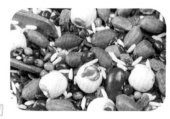

含锌食物

锌能够提高受孕概率，夫妻在备孕期间最好都能适量增加含锌食物的摄入量。含锌量较高的食物有牡蛎、牛肉、蛋类、羊排、猪肉、豆类、花生、小米、萝卜、大白菜等。

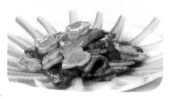

动物内脏

动物内脏中含有较多的胆固醇，其中，约10%能转化成肾上腺皮质激素和性激素，男性适当食用这类食物，对增强性功能有一定作用。

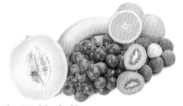

含维生素 E 的食物

维生素 E 又称生育酚，备孕男性要注意多补充胚芽、全谷类、豆类、蛋、甘薯和绿叶蔬菜等富含维生素 E 的食物。

可以补益卵子的食物

黑豆：含大豆异黄酮，可调节内分泌。可以在经期结束后每天吃些黑豆或者直接饮用豆浆。

枸杞子、红枣：可以促进卵泡的发育。可以直接用枸杞子、红枣泡茶或者煮汤。每天可吃枸杞子 10 粒，红枣 3 ~ 5 个。

对于宫寒的女性，坚持饮用红糖姜水，能让子宫变得温暖起来。

红糖姜水

适用： 经期小腹寒凉、手脚冰凉的女性。

材料： 红糖 30 克，生姜 20 克。

做法： 生姜连皮洗净，剁成碎末，放入锅内，加入红糖和 2 杯水，大火煮沸 5 分钟，即可饮用。

闯关技能——适当运动助好孕

第 1 关

备孕男性的运动

仰卧起坐、俯卧撑、提肛运动

可以让男性下体周围肌肉张力、收缩功能增强，并增强局部血液循环扩张、充血，促进男性下体血液充盈，从而增强男性的性功能。

备孕男性每天回到家中，躺在床上休息之前，可以在床上做仰卧起坐和俯卧撑，每项至少做 20 次。平时，随时随地都可做提肛运动，它的感觉就像小便时突然停顿一样。

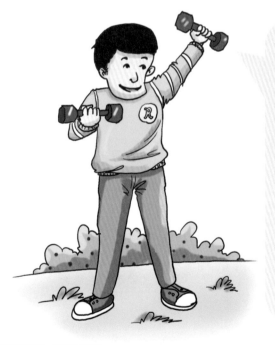

俯卧舒展

面向地面，身体尽量伸直躺下，双臂向前伸直，头部轻微抬起，双臂尽量向前伸展，双脚尽量向后伸展，每次伸展动作维持 10 ~ 15 秒，然后慢慢放松。

这套动作形如猫儿伸展般。首先，双臂向前伸展，手掌触地，然后将膝盖以上身体向后拉坐至臀部接触脚，双脚作跪状，双膝贴地，臀部贴脚，尽量舒展手臂和背部，舒展动作维持 10 ~ 15 秒，然后慢慢放松，再重复整个动作。

备孕女性的运动

普拉提

普拉提是一种静力性的健身运动，兼容了瑜伽、太极拳、芭蕾的一些理念和内容，能调节呼吸、增强身体敏感性和柔韧性。

普拉提姿势推荐。

1. 平躺在地板上，颈部放松，保持脊椎的自然弯曲。慢慢吸气、吐气，同时收紧腹部并抬起上身。

2. 俯卧，四肢着地。收缩腹部肌肉，尽量将肚脐部抬离地面，然后慢慢放下。吸气并抬头，手臂和胸部离开地面，收紧背部肌肉。

3. 双手撑地，呈俯卧撑姿势。腹部、臀部收紧，身体躯干呈一条直线，静止 20 秒，然后放松。

排球

打排球能有效地锻炼女性臂部肌肉和腹部肌肉，对提高灵敏度、增强协调能力也很有帮助。

游泳

蛙式及蝶式必须运用到大腿及骨盆腔的肌肉，经常用这两种姿势，可使腹部肌肉变得结实，有助于顺产。

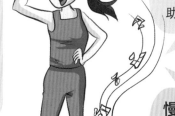

自行车

这是一项最易于坚持的运动项目，可以锻炼腿部关节和大腿肌肉，并且对脚关节和踝关节的锻炼也很有效果，同时，有助于血液循环。

慢跑、散步

慢跑和散步对心脏和血液循环系统都有很大的好处，每天保持锻炼 30 分钟以上，会有利于减肥，而且能提升女性的性欲望。

> **孕事叮咛**
>
> 一般来说，女性可以做的运动男性大多可以做，有一些运动，像普拉提、游泳、慢跑、散步等，夫妻双方一起进行不但更有乐趣，还能增进双方感情。

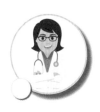

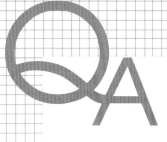

闯关经验值积累——孕事问与答

问：怀孕后发现自己在怀孕前涂过指甲油、染过头发，怎么办？

答：在怀孕前涂过指甲油、染过头发，对于胎宝宝来说，可能会造成影响，但也不是绝对的，不要给自己施加太大的心理压力。

建议准妈妈按时做好各个时期产检，在孕 24 周左右可以做个排除畸形的超声及胎儿超声心动图检查，以便尽早发现异常早期处理。

问：便秘比较严重，可以服用通便药物吗？

答：建议在医生的指导下服用，像乳果糖等安全通便药物，孕前和孕期都可服用，这些药物直接在胃肠道内产生作用而不被吸收，对胎宝宝无不良反应。同时可外用开塞露等。

问：婚前有自慰行为，会导致前列腺炎吗？

答：正常的自慰（每周 1 ~ 2 次）不但不会导致前列腺炎，相反，对于保护前列腺还有一定的好处。但频繁自慰或频繁的夫妻性生活，将使前列腺长期充血，前列腺的正常分泌、排泄功能会受到影响，可能诱发前列腺炎。

问：自己很讲卫生，怎么也会染上阴道炎？

答：很多女性比较爱干净，经常购买妇科清洁消毒剂、消毒护垫等使用，实际上这些做法完全没有必要，频繁使用这些产品反而会引发阴道炎。

问：接种疫苗后发现怀孕了会有影响吗？

答：一般来说，疫苗是在确定自己没有怀孕的情况下注射的，如果接种后发现怀孕，应立即请医生进行检查。

问：做过婚前检查，现在要怀孕还需要做孕前体检吗？

答：孕前体检和婚前检查在内容上有一些相近，但重点不同，而且结婚后工作环境、生活习惯、身体状况和心理适应或多或少会有一些变化，在准备怀孕的时候，做一下健康咨询及孕前体检是很有必要的。

问：为什么医生建议做"地贫"筛查再要孩子？

答："地贫"的全名叫"地中海贫血"，它是一种遗传性溶血性贫血，在广东省和广西壮族自治区发病率较高，如果夫妇双方是上述地方的人，则携带"地贫"致病基因的可能性就比较大，医生通常建议做筛查。

问：既然一次只能排出一枚卵子，双胞胎是怎么回事呢？

答：少数情况下，两边卵巢能同时排出两个或两个以上的卵子，如果分别与精子结合，双卵双胞胎和多卵多胞胎宝宝就诞生了。还有一种情况，受精卵在分裂初期形成了两个基因相同的独立细胞，它们会成为长相相似、性别相同的同卵双胞胎。

问：体温表上偶尔有体温突然增高又突然降低的情况，是不是排卵不正常？

答：这可能是因为出现了影响体温的意外状况，比如，感冒、头痛、腹泻、发烧、饮酒过度、晚睡晚起之类的情况。建议在记录基础体温的同时，把日常生活的变化也记下来，像月经来的日子、性生活的日子、每天起床的时间等，对于会严重影响体温的状况应该特别注明，作为体温表判断的参考。

问：避孕失败了，可不可以吃紧急避孕药？

答：这个时候最好不要急着吃紧急避孕药，应该去医院检查，告诉医生你的情况，看是否适合怀孕，请医生帮你分析是否需要吃紧急避孕药。因为紧急避孕药只有85%的概率，不是100%有效，而且并非所有人能够按照说明书"精确使用"，一旦紧急避孕失败，自然流产率会提高，宫外孕率也更高，这时终止妊娠会对身体造成伤害。

另外，千万不要经常吃紧急避孕药，一年之内最好不要超过2次。

问：双方检查都正常，为什么还是怀不上？

答：引起不孕的原因很多，不仅包括夫妻本身的原因，还受外在因素的影响。如果孕前检查双方均正常，则放松心情，耐心地等宝宝的到来，另外，排卵期进行规律的性生活，可提高怀孕的概率。

问：过胖的女性孕前可以吃减肥药减肥吗？

答：备孕女性绝不可通过节食或吃减肥药来减肥，这对身体是有伤害的。

问：孕前可以吃排毒养颜药物来排毒吗？

答：最好不要。一般来说，能不通过服用药物解决的就尽量不要服用药物，是药三分毒，而且，正在备孕的女性很可能突然就怀孕了，很多药物是孕妇应该禁用的。所以，不管是正在备孕还是已经怀孕都不要用药物来排毒。

问：怀孕前没有补叶酸，这样会对胎宝宝有影响吗？

答：怀孕的女性如果没有来得及在孕前特别服用叶酸，也不用太过担忧，毕竟神经管畸形是一种病理现象，如果你以前没有生育过神经管缺陷儿，只要注意，从发现怀孕时开始补充叶酸仍然可以起到降低胎宝宝发育异常的危险。

问：孕前可以吃维生素E丸吗？

答：孕前是否需要服用维生素E应该根据具体情况确定，不可随意滥用，维生素E虽然无毒，但当服用高剂量时（每天多于1200国际单位），可引起反胃、胃肠气胀、腹泻和心脏急速跳动的不良反应，服用前一定要咨询专业的医生。

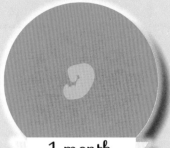

1 month

第 ② 关 怀孕第一个月（1～4周）

一个精子和一枚卵子发生了一次浪漫的邂逅，生命的奇迹就此拉开帷幕。

准妈妈和胎宝宝的发育变化

准妈妈的变化

本月初期妈妈没有什么特别的变化。

或许在最后几天会出现身体疲乏无力、发热、畏寒、嗜睡等类似感冒的症状。

乳房可能会像来月经前一样胀痛。

中期可能出现轻微出血，像是少量的月经来潮，这一般是受精卵着床引起的，只要出血量不多，不必做特殊的护理，也不用过于担心。

胎宝宝的发育

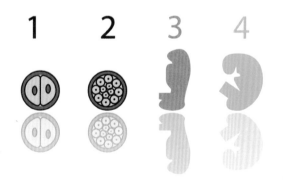

前两周，精子和卵子各自准备着。在排卵期，精子和卵子相遇，形成受精卵。

受精卵形成后一边开始迅速分裂增生，一边从输卵管向宫腔移动，3～4天后到达宫腔，与此同时，受精卵已经分裂成一个总体积不变的实心细胞团，称为桑胚体，也叫胚泡。

到达子宫腔后，胚泡便开始着床。着床一般在受精后6～7天开始，在11～12天内完成，到本月末基本上可以辨认出胎盘与体蒂了，但是超声还不能发现。

可能出现的情况及应对

必闯关——

第 2 关

善于发现怀孕的蛛丝马迹

对于进行了长时间备孕的准妈妈来说，在排卵期同房后的每一天都相当紧张，因为那个时候虽然自己很急切想知道结果，但是试纸测不出怀孕，月经期也没有到来，怎样尽早知道自己到底有没有怀孕呢？

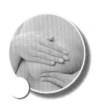

1. 乳房很痛。女性怀孕之后乳房会渐渐肿胀起来，乳头及乳晕的颜色会加深，也会变得格外敏感，甚至连穿衣服时都会引起刺痛。

2. 口渴。口渴是身体在告诉你胎宝宝和你需要更多的水分。

3. 尿频。主要是因为怀孕后子宫充血增大，压迫膀胱而使尿意频频。

4. 很像轻微感冒。在怀孕初期，由于孕激素分泌的影响，准妈妈的体温有所升高，有些人还会伴有头痛、鼻塞现象，浑身无力，和感冒的症状特别相似。

5. 脾气很坏。如果准妈妈突然发现自己莫名其妙地心烦就往好处想一想：我是不是怀孕了？

醉酒怀孕不可盲目流产

一般建议夫妻双方在孕前3个月就开始戒烟戒酒，但如果在不知情的情况下醉酒后意外怀孕了该怎么办，孩子能要吗？

并不是喝酒就一定会导致宝宝畸形，只是说存在可能性，如果真的不小心怀孕了，也不要过于担心，先去医院和医生说明情况，并在医生的指导下进行孕检，然后就是放平心态，定期做好检查，千万不要盲目选择人工流产。

用药后发现意外怀孕了

准妈妈可以算一下排卵时间，如果在排卵前或排卵后10天用的药，可以选择顺其自然，孩子好就要，有流产先兆也没必要保胎。

如果实在不放心，准妈妈可以将服用药物的名称、数量、时间等情况详细地告诉医生，然后由医生根据药物的特性、用药时胚胎发育的情况、药物用量多少以及疗程的长短等来综合分析，以决定准妈妈是否需要终止妊娠。

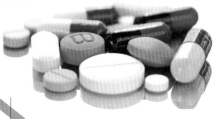

提早按孕妇标准要求自己

这个时期，就算怀孕了，很多准妈妈也感觉不到，但是对备孕期的女性来说，提早按照孕妇的标准来要求自己，是对即将到来或者已经到来的胎宝宝的负责。

用药要注意

孕1月是胚胎组织器官分化、形成的重要时期，也是胎宝宝致畸敏感期，这一时期若用药不当，极有可能造成胎宝宝畸形。所以，这一阶段准妈妈要远离药物。如果在不知道自己怀孕的情况下服用了药物，一定要去医院做检查，看胎宝宝的发育是否受到影响。

保持平和的心态

如果这个时期准妈妈过于紧张、焦虑不安，甚至对怀孕所带来的早孕反应感到反感与厌恶的话，十分不利于胚胎的形成，对胎宝宝的身心健康和发育也很不利。

有意识地按照孕妇的标准去做

每天要保证8~9小时的睡眠时间，最好在午间能休息；尽管有些食物是你不爱吃的，可是为了肚子里的宝宝，要适当地吃一些；出门要穿平底鞋；睡觉的时候尽量采用左侧睡姿。总之，要时时提醒自己已经是一个孕妇了。

孕事叮咛

准妈妈除了避免在醉酒的情况下怀孕外，怀孕后更要完全戒酒，否则容易引起胎宝宝酒精综合征，容易造成胎宝宝发育迟缓，还可能引起肢体和器官缺陷。

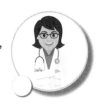

孕早期感冒怎么应对

准妈妈感冒后千万不要擅自服药，但也不要一味地拒绝服药，应当在医生的指导下合理用药，并注意多喝白开水。

1.在感冒初起时，可尝试一些食疗法，如在鸡汤中稍加一些胡椒、生姜等调味品，具有缓解感冒初期不良症状的作用。

2.轻度感冒多喝白开水，卧床休息并注意保暖。

3.一旦患了重感冒，应该在产科医生指导下合理用药，以防病情加重；感冒较严重并伴高热，应尽快降温，可在额部、颈部放冰块或服药降温，但一定要在医生指导下进行，避免乱服阿司匹林之类的退热药。

怀孕早期阴道出血是怎么回事

有些出血是安全的

1.着床出血。在孕早期，受精卵植入子宫时，一般会有1~2天轻微的出血，是正常的。

2.息肉出血。有时随着怀孕周数的增加，息肉会长大些，但这一般不需要处理。

3.黏膜出血。黏膜是阴道或子宫口的红色糜烂处，因为怀孕后腹腔内充血，性生活、妇科检查或是提重物时都有可能引起出血。这一般都会在短时间内自行止住。

4.宫颈柱状上皮异位出血。怀孕之后由于激素的影响，会使宫颈上皮发生变化，呈现糜烂的表现，因此，对于准妈妈来说，更重要的是宫颈细胞学检查（TCT）没有问题就不用太过担心。

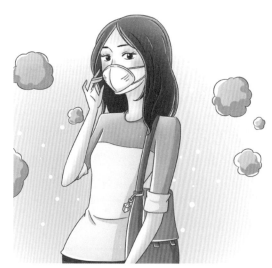

有问题的出血

1.宫外孕出血。宫外孕出血一般在怀孕2个月左右的时候出现，并伴有恶心、腹部剧痛等症状。宫外孕破裂是要马上进行手术的，否则会危及生命。

2.葡萄胎导致的出血。葡萄胎是指形成胎盘的滋养细胞异常生长繁殖，子宫内充满了如葡萄般的水泡状颗粒。往往伴有持续的阴道出血或持续腹胀，部分患者还可能出现高血压、水肿等异常现象。

3.性病引起的出血。如果准妈妈患有性病，怀孕时也会出现不同程度的流血现象。排出的血液黏稠并伴有腥臭味，同时还有阴道及外阴瘙痒等症状。如果被诊断是性病引起的先兆流产，就应立即进行治疗，必要时需要终止妊娠。

4.胎盘前置引起的出血。胎盘形成后，一般是靠近子宫底，如果胎宝宝着床的位置靠近子宫颈口，则称为胎盘前置，也容易出现先兆流产。

职场准妈妈为自己打造无烟环境

职场准妈妈更容易成为被动吸烟者，那么，办公室里准妈妈如何让自己尽量少受烟雾的侵袭呢？

养一些能净化空气的植物

芦荟、龟背竹、虎尾兰、金橘等都能很好地净化空气。

提醒周围的人不要抽烟

如果可能的话，准妈妈要换一个离吸烟的人远一点的位置办公，或者告诉周围的人自己怀孕的事情，表达自己的难处，尽量委婉地让对方理解。

办公室注意通风

当办公室里有人吸烟时，准妈妈可以将窗户打开，换换新鲜空气，或者在办公室里准备一个小型的电风扇，将烟雾吹走。

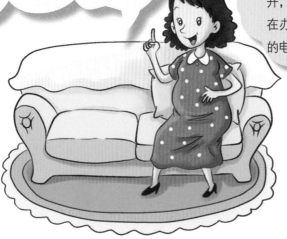

散步是准妈妈孕早期的最佳运动

有节律而平静的步行，可使腿部肌肉、腹壁肌肉、心肌加强活动。

散步可以提高神经系统和心肺的功能，促进新陈代谢。

散步可以扩充血管的容量，让肝和脾所储存的血液进入血管。动脉血的大量增加和血液循环的加快，对身体细胞的营养，特别是心肌的营养有良好的作用。

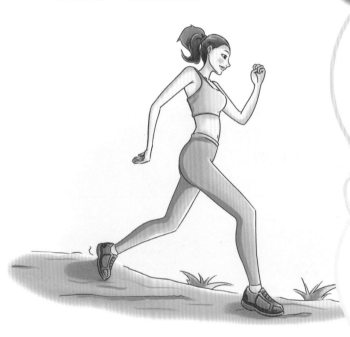

散步要注意的问题

散步的时间。应选择风和日丽的天气，雾、雨、风及天气骤变不宜外出。

散步的地点。花草茂盛、绿树成荫的公园小道是理想的散步场所，这些地方空气清新、氧气浓度高、尘土和噪声少。一定要避开空气污浊的地方，如闹市区、集市以及交通要道。

腹部抽痛时，立即停止散步。散步时觉得累了就可以停下来休息片刻再继续走，若出现冒冷汗或眩晕的情况，则应立刻前往医院。

冬天不要使用电热毯

因为电热毯通电后会产生电磁场，产生电磁辐射，这种辐射可能影响母体腹中胎宝宝的细胞分裂，使其细胞分裂发生异常改变。长时间处于这些电磁辐射当中，易使胎宝宝的大脑、神经、骨骼和心脏等重要器官组织受到不良的影响。因此，建议准妈妈冬天取暖不要使用电热毯。像电手炉这样的取暖器材，准妈妈在使用时也要注意离肚子稍微远一点，防患于未然。

闯关技能——长胎不长肉的营养补充

合理进行营养规划

保证最佳的营养状态

如果准妈妈以前经常采用控制饮食的办法减肥，或者本身体重较轻、长期素食，甚至有贫血、营养不良等症状，要及时调整自己的饮食习惯，尽快使自己的身体状况恢复到最佳状态。

食物种类要丰富

营养要丰富全面，配餐表中要尽量包括主食（米、面或其他杂粮）、蔬菜（红、黄、绿色）与水果、鱼、肉、禽、蛋、奶及豆制品、食用油、调味品、坚果类食品等。

补充维生素、矿物质很重要

维生素对保证早期胚胎器官的形成发育有重要作用，尤其是叶酸，应该继续坚持补充。加强多种微量元素的摄取，适当吃一些香蕉、动物内脏，还有瓜子、花生、松子等坚果类食品。

保证每天 60 ～ 80 克蛋白质

每天在饮食中应摄取蛋白质 60 ～ 80克，其中应包括来自鱼、肉、蛋、奶、豆制品等食品的优质蛋白质 40 ～ 60 克。每周吃1 ～ 2 次鱼；每天保证 1 ～ 2 个鸡蛋、250毫升牛奶和 100 ～ 200 克肉类。

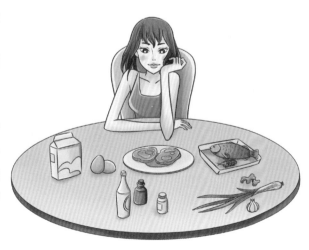

通过食物补充叶酸

准妈妈每天需要补充 0.4 毫克叶酸增补剂，也可以通过食物来摄取叶酸。

动物食品	动物的肝脏、肾脏、禽肉及蛋类、牛肉、羊肉等
蔬菜	莴苣、龙须菜、花椰菜、油菜、小白菜、菠菜、胡萝卜、西红柿、扁豆、豆荚、蘑菇等
谷物	大麦、米糠、小麦胚芽、糙米等
豆类	黄豆、豆制品等
坚果	核桃、腰果、栗子、杏仁、松子等
水果	橘子、草莓、樱桃、香蕉、柠檬、桃子、李子、杨梅、海棠、酸枣、石榴、葡萄、猕猴桃、梨

叶酸是一种水溶性的 B 族维生素，遇光、遇热就不稳定，容易失去活性，如蔬菜贮藏 2 ~ 3 天后叶酸损失 50% ~ 70%；煲汤等烹饪方法会使食物中的叶酸损失 50% ~ 95%；盐水浸泡过的蔬菜，叶酸的成分也会损失很大。要想从食物中摄入叶酸，就必须在食物的储存、烹饪上多加注意，比如，蔬菜用凉拌、急火快炒的方式来烹饪，会留住较多的叶酸。

孕期要养成健康喝水的习惯

怀孕后，准妈妈体内的血液总容量将增加 40% ~ 50%，因此更要保证水的供给充足。每天喝水 6 ~ 8 杯，再加上食物中含的内生水共计 2000 毫升。

1. 清晨起床后喝一杯温开水，可以温润胃肠，刺激肠胃蠕动，有利于定时排便，早晨空腹饮水，能使血液稀释，加快血液循环，补充细胞丢失的水分。

2. 切忌口渴时才喝水。准妈妈饮水应每隔2小时一次，每天的饮水量不少于1600毫升。

孕事叮咛

准妈妈要少喝或不喝饮料，特别是含有糖或糖精、食品添加剂的饮料，对准妈妈来说没有一点好处。如果想喝的话，可以自己榨制果汁，不过要现榨现喝，不要煮沸，还要控制总量。

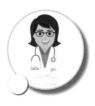

孕早期要避免刻意进补

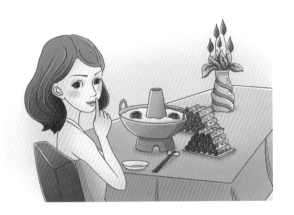

刚刚怀孕时胚胎还很小，不需要太多的营养。如果一味听信"怀孕后就要一个人吃两个人的饭"的说法，盲目多吃，导致体重猛增，这对接下来的孕期生活和胎宝宝的发育都是不利的。

补过头没控制好体重，容易产生各种孕期并发症，尤其是妊娠高血压和糖尿病，还会导致胎儿巨大，增加分娩难度。

准妈妈怎样防止食物过敏

1. 以往吃过某些食物发生过过敏现象，在怀孕期间应禁止食用。

2. 在食用某些食物时如发生全身发痒，出荨麻疹、心慌、气喘、腹痛或腹泻等现象，应考虑到食物过敏，立即停止食用。

3. 不吃易过敏的食物，即使怀孕之前不会过敏的食物，在怀孕期间也可能会发生过敏，如虾、蟹、贝壳类食物及辛辣刺激性食物。

4. 注意食物一定要烧熟煮透，如动物肉、肝、肾及蛋类、奶类、鱼类等。

爱吃海鲜的准妈妈要注意什么

01 ➡ 02 ➡ 03 ➡ 04

海鲜多为寒性，肠胃虚弱的准妈妈要少吃。尤其是螃蟹，其性寒凉，有活血祛瘀的功效，对准妈妈不利，应少吃或不吃。	食用海鲜的前后半天内，不要吃维生素C片，最好不要大量吃水果等富含维生素C的食物。尤其要少吃寒凉食物，以免引起腹泻。	蔬菜和粗粮当中的纤维可以促进重金属的排出，因此适合搭配食用。	准妈妈每周最多吃1~2次海鲜，每次控制在100克以下。

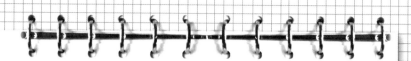

闯关经验值积累——孕事问与答

问: 吃了事后紧急避孕药还是怀上了, 孩子能要吗?

答: 有数据表明, 紧急避孕药不会增加胎儿畸形概率, 但是会增加流产风险, 所以如果胎宝宝无异常, 可以要, 注意定期产检。但若有流产迹象, 则一般不建议保胎, 要与医生共同商讨。

问: 如果感染了弓形虫, 还能怀孕吗?

答: 如果在孕前经过检查确诊体内存在着弓形虫感染, 应该立即采取治疗, 待血清抗体完全转阴性后再考虑怀孕。一旦在怀孕早期感染弓形虫, 要马上就医检查, 必要的话进行产前诊断及治疗。

问: 孕早期适宜准妈妈的运动有哪些?

答: 孕早期准妈妈要多做缓慢的有氧运动, 如散步、瑜伽、爬楼梯等。日常的家务劳动, 如扫地、拖地、擦桌子、买菜也可以做, 不过若是出现不适反应, 就要减少家务劳动。

像跳跃、快速旋转、球类运动这样的剧烈运动则一定要避免。

问: 有晨跑习惯的准妈妈孕期还能进行晨跑吗?

答: 慢跑能提高代谢能力, 稳定心理状态。怀孕后, 准妈妈也能进行慢跑锻炼, 在进行慢跑锻炼之前, 要确认自己的身体不存在任何的问题。先进行 10 分钟的走路热身后, 慢跑 3 分钟, 接着步行 2 分钟。

若是感觉较为舒适, 就可以慢跑 10 分钟之后, 步行 5 分钟再跑。

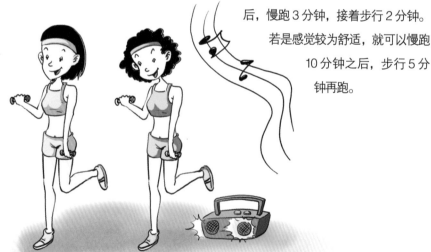

2 month

第 ③ 关 怀孕第2个月（5～8周）

一个精子和一枚卵子发生了一次浪漫的邂逅，生命的奇迹就此拉开帷幕。

准妈妈和胎宝宝的发育变化

准妈妈的变化

准妈妈的腹部仍然没有什么变化，但子宫在一天天慢慢膨大，而且变得很软，阴道壁及子宫颈因为充血而变软。

可能开始感觉到口渴、尿频、白带增多。

乳房增大、变软，乳晕和乳头的颜色变深，并且触痛。

从第 6 周左右开始会感到胃部不适，有烧灼感，食欲不佳，同时伴有恶心、呕吐、唾液分泌多，也有些准妈妈总是有饥饿的感觉。

感觉昏昏欲睡，情绪低落，不愿多说话、做家务、运动。

许多准妈妈在第 8 周左右开始有腹部疼痛的感觉，这是因为子宫增大，牵拉周围的韧带导致的疼痛。

胎宝宝的发育

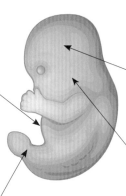

第 5 周末，
心脏开始发育。

8 周末胚胎已粗具人形，身长 3 厘米左右，重约 4 克，头大，占整个胎体近一半，能分辨出眼、耳、鼻、口、手指及足趾，各器官正在发育，心脏已经形成。

6 周左右大脑极速发育中，神经细胞已可连接，开始从脑部传递信息。
会出现心跳。
脸部已有大致的雏形。
内脏及生殖器官的雏形已经形成。

必闯关——可能出现的情况及应对

什么时候可以去医院检查

准妈妈在确定怀孕之后，应尽快去医院进行检查，一般情况下，发现停经或者用验孕试纸测出两条杠后，就可以去医院进行检查确认，以便得到进一步肯定及排除宫外孕、生化妊娠等异常情况。

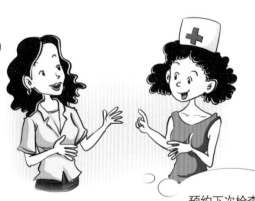

初诊检查前日晚上休息好，保证良好睡眠。

检查时间：上午9点钟前为宜，最好空腹。

穿着宽松易脱的衣服，以利于妇科检查。

选择适合自己条件的医院，便于检查的连续性。

预约下次检查时间。

明确末次月经时间、早孕反应开始时间等。

准妈妈开始出现孕吐反应

进入本孕月之后，有不少准妈妈会发生早孕反应，其表现之一就是恶心、呕吐。孕吐一般到孕3月结束的时候会逐渐好转。也有些准妈妈孕吐的时间会更长，不过孕吐的程度都会减轻。只有极少数的准妈妈整个孕期都会呕吐。

准妈妈不要因为怕吐就不吃或少吃，实际上是应该越吐越吃。呕吐最常出现的时间是早上，因为经过一夜的消化吸收，在早上的时候，胃酸较多，烧心感觉严重，引起呕吐，另外一个原因就是血糖降低，头晕目眩引起恶心呕吐，这就要求准妈妈要吃些东西来抑制孕吐。

孕事叮咛

孕吐时，水分丢失很严重，如果呕吐严重脱水，需要及时补充水分，准妈妈在呕吐时注意多喝水，并适当吃些流质或半流质食物补充水分。

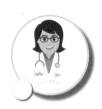

缓解孕吐的小窍门

1. 喝姜糖茶。切两片硬币大小的生姜，然后用开水浸泡5～10分钟。取出生姜，加入红糖、蜂蜜、柠檬或橘皮，有呕吐感觉的时候，喝一杯生姜茶，可以帮助缓解呕吐症状。

2. 吃几颗酸梅。酸梅是非常有效的止吐食物，但是准妈妈不要吃得太多。酸梅吃得太多，会导致胃酸过多。酸梅中的盐分很高，下肢水肿的准妈妈最好不要吃，以免加重水

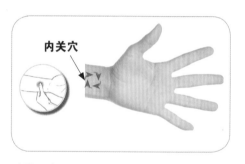

内关穴

肿的程度。

3. 准妈妈可以采取用大拇指轻按内关穴（手臂内侧中央手腕上方两横指宽处）来缓解症状。

孕事叮咛

如果准妈妈呕吐得特别剧烈，持续的时间过长，正常的营养摄入都不能保证，导致身体脱水（没有小便或小便是黑黄色），体重下降，并出现眩晕、心跳加速或呕吐次数频繁，不能进食，呕吐物中夹有血丝等症状，应及时就诊，必要时可能需要住院治疗。

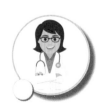

如何通过饮食调节孕吐

孕吐是孕期的正常反应，不必过于担心，在饮食结构上做一点小小的调整，会对孕吐起到一定的改善作用。

饮食调整孕吐

少吃多餐。将一日三餐改为每天5～6次，每次少吃一点；或者每隔2～3小时吃点东西。

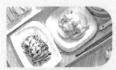

床边放一些小零食，如饼干、糖果等，这样每天起床前可以吃一点。

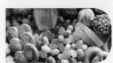

避免空腹。多喝水。足够的水分可避免因呕吐造成的脱水。

常吃富含蛋白质的食物，如肉类、海鲜、坚果、鸡蛋以及豆类等。不吃或少吃油腻或辛辣食物。

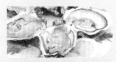

新鲜水果、酸奶等食物较热食气味小，能增加维生素和蛋白质的供给量。烹调要符合准妈妈口味。

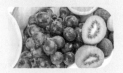

孕吐后需要补充营养吗

很多准妈妈担心因为自己的孕吐反应而影响胎宝宝的营养供给，其实这样的担心是多余的。

因为在怀孕的早期阶段，胎宝宝主要是处于器官形成阶段，而非生长发育期，这时对营养的需求相对少一些，在胎宝宝的营养需求增加时，准妈妈也会恢复到正常的饮食状态上来。

准妈妈一旦发生孕吐，应该顺其自然，因为孕期呕吐症状一般都较轻微，而且多数在妊娠12周左右自行消失。除了一些孕吐症状比较严重的准妈妈需要补充营养剂外，一般情况下是不需要补充营养素的。

确定是否需要吃营养剂，需到医院做生化检查，看自己是否存在营养不良的问题，根据医生的建议有针对性地调整膳食并吃补充剂。

虽然孕吐暂时影响了营养的均衡吸收，但只要在后期食欲变好时保证均衡的营养，就能满足胎宝宝生长发育所需。

真正解决孕吐最好的办法是消除思想顾虑，适当调整饮食。

感觉疲劳嗜睡怎么缓解

大多数准妈妈在孕早期会感觉疲劳，因为准妈妈受体内激素分泌变化的影响，会变得特别容易疲倦、嗜睡，这种疲倦感在孕早期和孕晚期尤为明显。

保证睡眠质量和睡眠时间：睡眠质量的降低是准妈妈容易发生疲劳的原因之一。

准妈妈中午午休至少休息 15 分钟，但不要超过 1 小时。如果只能趴在桌上休息，桌上最好多垫个枕头，以免造成腹部不舒服。

做一些轻松的运动可以缓解疲劳：适当的运动能有效改善疲劳的状况。

在孕早期可以选择做散步这类轻松的运动。散步的时间长短要根据准妈妈的个人感受来确定，每天的散步不要超过 1 小时。

用热水泡澡或泡脚。

热水泡澡和泡脚可以起到舒经活络、温暖全身的作用，消除疲劳感。

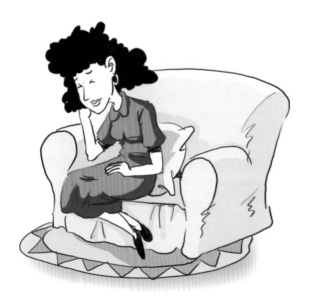

如何应对孕早期尿频

孕期尿频是正常的妊娠反应，因为膀胱受到日益增大的子宫的压迫，使得膀胱的容量变小，常会有频尿的现象发生。孕早期发生尿频属于正常现象，感觉尿频时，准妈妈不妨多上几次厕所，尽量不要憋尿。如果准妈妈觉得晚上老是起夜上厕所很麻烦，可在临睡前的两个小时尽量少喝水。还有一个减少排尿次数的方法，就是排尿时身体向前倾，尽量彻底排空膀胱。

减轻尿频的方法

1. 晚上少吃利尿食物，如西瓜、茯苓、冬瓜、海带等。

2. 调整饮水时间，在白天保证水分摄入，控制盐分，为避免在夜间频繁起床上厕所，可以从傍晚时就减少喝水。

3. 有了尿意应及时排尿，切不可憋尿。

4. 坚持锻炼骨盆底肌肉的张力，利于控制排尿。

骨盆放松练习：四肢跪下呈爬行动作，背部伸直，收缩臀部肌肉，将骨盆推向腹部。并弓起背，持续几秒钟后放松。这有助于预防压力性尿失禁。注意做这个动作时要量力而行，不可勉强。

5. 休息时要注意采取侧卧位，避免仰卧位。侧卧可减轻子宫对输尿管的压迫，防止肾盂、输尿管积存尿液而感染。

孕早期要注意哪些危险信号

危险信号

阴道出血

先兆流产最先出现的症状往往是阴道出血，根据流血量和积聚在阴道内的时间的不同，颜色可为鲜红色、粉红色或深褐色。

先兆流产的原因有很多，如果是胚胎异常引起的，建议不要盲目保胎。

发生宫外孕时也会发生阴道流血。少见的阴道流血原因还有葡萄胎。

妊娠剧吐

在孕早期，准妈妈会出现食欲减退、恶心、呕吐的孕吐现象，这属于正常生理现象。

准妈妈出现过分剧烈的孕吐应引起重视了，这有可能是因为怀孕出现异常，造成 HCG（绒毛膜促性腺激素）过高（最典型的是双胎、多胎或葡萄胎）引起的。

突发腹痛

多见于先兆流产、宫外孕、恶性葡萄胎等，准妈妈应及时就医查明原因。

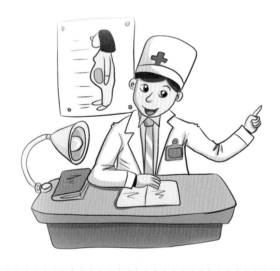

孕早期尽量避免出远门

准妈妈在怀孕早期应尽量避免外出旅行，如果实在不得不外出，应注意以下几个问题。

1. 首先要确定是否为宫内正常妊娠。异位妊娠极有可能发生异位妊娠灶破裂，从而导致大出血。

2. 以往有习惯性流产史的准妈妈，怀孕早期要避免外出旅行。外出时长途旅行，由于疲劳或路途颠簸极有可能引起流产。同时要注意妊娠中是否出现阴道出血等先兆流产现象或者是腹痛现象。

3. 外出旅行最好选择火车卧铺，软卧或者硬卧的下铺，不要乘坐飞机或者颠簸的大巴，最好结伴而行。

4. 预防感冒和感染风疹等疾病，并注意做好卫生防护，勤洗澡、勤换内衣，多喝水，以防由于长途旅行抵抗力降低，导致泌尿系感染和阴道炎的发生。

领取《母子健康手册》

准妈妈在知道自己怀孕后，应该到户口所在地的基层医疗卫生机构，如社区卫生服务中心等了解如何领取《母子健康手册》。《母子健康手册》包含国家惠民利民政策、免费提供的妇幼健康服务内容、重要的医学检查记录、健康教育知识、孕产妇的经历感受及孩子的成长记录等。

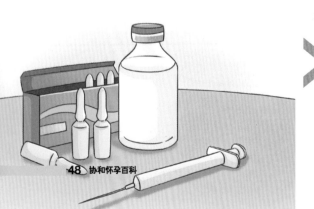

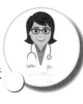

孕事叮咛

一旦出现腹痛、阴道出血症状，应立即就近看医。

孕早期应暂停性生活

孕早期，胚胎正处在发育阶段，特别是胎盘和母体子宫壁的连接还不紧密，如果这时进行性生活，很可能由于动作的不当或精神过度兴奋时的不慎，引发流产。所以，孕早期最好暂停性生活，如果过性生活一定要小心谨慎。

整个孕期都应该避免性生活的情况

1. 有习惯性流产历史的准妈妈。
2. 有子宫颈功能不全历史的准妈妈。
3. 有早产史或早期破水症状的准妈妈。
4. 有阴道炎或重大内科疾病的准妈妈。
5. 有产前出血或前置胎盘情形，应绝对禁止较深入的性交方式，以免引起大量出血。

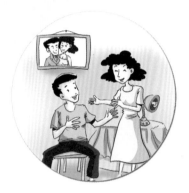

孕早期泡澡、泡脚有什么讲究

热水泡澡和泡脚可以起到舒经活络、温暖全身的作用，消除一身的疲劳感。但孕期泡澡与泡脚还有不少需要注意的问题。

温度

水温以 35℃～39℃为佳。高于39℃的水温只需要 10～20 分钟的时间就能够让准妈妈的体温上升至38.8℃甚至更高，容易引发休克、晕眩和虚脱等。

时间

泡澡的时间不能超过 30 分钟，泡脚的时间控制在 20 分钟左右。长时间浸泡在高温热水中，会使母体体温暂时升高，破坏羊水的恒温，损害胎宝宝的中枢神经系统。

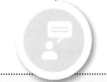

安全

浴室内应增添防滑垫以防滑倒。泡完之后不要随意对脚部进行按摩，以免按摩不当引起宫缩，导致流产。不要使用按摩型的洗脚盆，不要随意在水中添加药材。

闯关技能——长胎不长肉的营养补充

做好营养规划

受孕后的 3 ~ 8 周是胎宝宝生长发育非常关键的时期，胎宝宝的神经系统、内脏、五官、四肢等器官都会在这个月内形成雏形，在这个月尤其要注意补充叶酸及其他维生素、矿物质、蛋白质、脂肪等营养素，并避免化学、物理、生物等可能致畸的因素。

少量多餐，克服孕吐

有了早孕反应的准妈妈应选择易消化、易吸收的食物，如烤面包、饼干、粥等。正餐时若没有胃口可以少量多餐，一天 5 ~ 6 餐，甚至可以想吃就吃。一定要吃早餐，而且要保证质量。

保证碳水化合物和脂肪供给

碳水化合物及脂肪是为人体提供能量的重要物质，缺乏的话容易造成低血糖、能量不足、体重下降。如果实在不愿吃动物脂肪，也可以多吃些坚果、奶类来补充脂肪。

水果不能代替蔬菜

各种新鲜的蔬菜、谷物、水果等都可以提供维生素，但注意不要用水果代替蔬菜来补充维生素。维生素和矿物质，如钙、铁、磷等微量元素不足时，可咨询医生是否需要服用补充剂。整个孕期要保证足量叶酸的摄取。这些都有利于胎宝宝的发育，预防畸形。

每天摄入 80 克左右的蛋白质

可以考虑以植物蛋白代替动物蛋白，豆制品、蘑菇、坚果等食品也可以多吃一些。对于蛋白质的摄入，不必刻意追求一定的数量，但要注意保证质量。

如何吃水果

孕早期很多准妈妈没有胃口，看到饭菜就犯恶心，水果则成为很多准妈妈最爱的食物。准妈妈适当吃些水果，能增加营养，帮助消化，补充维生素和矿物质，准妈妈应怎样吃水果才更加健康呢？

水果不宜一次吃太多

水果大多含糖量较高，其脂肪、蛋白质含量却相对不足，因而过多摄入水果不仅容易造成妊娠糖尿病，也会影响胎宝宝生长发育所必需的蛋白质等的摄入。因此，准妈妈每天吃水果不应超过 500 克，如果喜欢吃香蕉、菠萝、柿子之类含糖量较高的水果，一定要减量。

适当多吃性平的水果

准妈妈应尽量选择比较平和、不寒不热的水果，如葡萄、苹果、桃、杏、菠萝、甘蔗、乌梅等。

根据体质吃水果

从中医角度来说，准妈妈怀孕之后，体质一般偏热，阴血往往不足。此时，一些热性的水果，如荔枝、桂圆等最好不吃，否则容易产生便秘、口舌生疮等"上火"症状，尤其是有先兆流产的准妈妈更应谨慎。

如果准妈妈脾胃虚寒，大便溏薄、面色苍白，梨、西瓜、香瓜、柚子之类的寒凉性水果就应少吃。

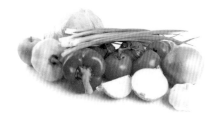

孕早期无须喝孕妇奶粉

孕妇奶粉是在牛奶的基础上特别添加了叶酸、钙、铁、DHA 等孕期所需要的营养成分，那么准妈妈怀孕后要喝孕妇奶粉吗？

孕早期胚胎较小，生长比较缓慢，准妈妈所需热能和营养素基本上与孕前相同。怀孕后，准妈妈会比较注意饮食营养，而早期所需的营养又和普通人一样，所以在孕早期不需要马上食用孕妇奶粉，再加上早孕反应，准妈妈可能也喝不下孕妇奶粉。

到了妊娠中、晚期，随着恶心、呕吐等不适慢慢减退、消失，准妈妈的胃口越来越好，胎宝宝所需的营养也越来越多了，但有相当一部分准妈妈由于食量、习惯等，仍难以获得满足胎宝宝生长及自身健康的诸多营养素，尤其是钙、铁等。所以建议有条件的准妈妈可以在孕中期、晚期，把孕期所需的牛奶换成孕妇奶粉来弥补营养不足。

怎样吃能缓解孕早期腹胀

少量多餐。准妈妈可采用少量多餐的进食原则，每次吃饭的时候不要吃得太饱。

避免吸入过多气体。细嚼慢咽，进食时不要说话，避免用吸管吸吮饮料，不要常常含着酸梅或咀嚼口香糖等。

补充纤维素。准妈妈可多吃含丰富纤维素的蔬菜和水果，如茭白、韭菜、菠菜、芹菜、丝瓜、莲藕、苹果、香蕉、奇异果等。

多喝温开水。准妈妈每天至少要喝1600 毫升的水，充足的水分能促进排便。

保持愉快轻松的心情。紧张和压力大会造成准妈妈体内气血循环不佳。

保持适当运动。准妈妈可于饭后 30 分钟至 1 小时，到外面散步 20 ~ 30 分钟。

简单的缓解腹胀按摩方法：温热手掌后，采取顺时针方向从右上腹部开始，接着以左上、左下、右下的顺序循环按摩 10 ~ 20 圈，每天可进行 2 ~ 3 次，但不要在用餐后就立刻按摩，并要稍微避开腹部中央的子宫位置。

孕事叮咛

准妈妈无论喝什么饮料，均不宜冰镇，最好吃常温或加热后的食物，太冷的食物可使胃肠血管痉挛，以致发生腹胀、消化不良等。

小心易导致流产的食物

妊娠期间，准妈妈应注意营养的摄入，但同时也该注意到有些饮食会对自己或者胎宝宝产生不良影响。准妈妈要熟悉对保胎、安胎不利的食物。

薏米	对子宫平滑肌有兴奋作用，可促使子宫收缩，因而有诱发流产的可能。
马齿苋	性寒凉而滑利，对子宫有明显的兴奋作用，能使子宫收缩次数增多、强度增大，易造成流产。
桂圆	性温味甘，极易助火，动胎动血。准妈妈食用后可能会出现燥热现象，甚至引起流产或早产。
杏、杏仁	味酸性热，有滑胎作用。
山楂	对子宫有收缩作用，准妈妈若大量食用山楂，会刺激子宫收缩，甚至导致流产。
芦荟	芦荟含有一定的毒素，准妈妈若饮用芦荟汁，会导致子宫出血，甚至造成流产。
螃蟹	性寒凉，可用于活血祛瘀，也因而对准妈妈不利，尤其是蟹爪，易引发流产。
甲鱼	性寒，有滋阴益肾的功效，但同时还有着较强的活血散瘀作用，准妈妈若食用容易造成流产。

孕事叮咛

如果准妈妈在不了解的情况下食用了上述食物，只要身体没有异常的表现，就不要过于惊慌，只要食用量不是太大，一般不会出现危险。

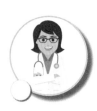

感觉口干舌燥总想吃冷饮怎么办

天气炎热，来上一杯冷饮或者一根冰激凌，是再美不过的事情了。可是，对于有着孕育责任的准妈妈来说，不管你多么爱吃这些东西，也要节制。

吃冷饮过多会引发其他不适。

吃冷饮过多，有可能会诱发宫缩，引起早产。

冷饮通常脂肪含量偏高，准妈妈在怀孕期间，激素水平发生改变，代谢异常，若吃脂肪含量高的冷饮极易引发高血脂、脂肪肝等疾病。

吃冷饮，会影响胃的消化能力。

吃冷饮，胃肠黏膜受到冷刺激，使胃肠血管突然收缩、胃液分泌减少、消化功能降低，出现食欲不振、消化不良、腹泻、腹痛、胃痉挛等症状，这样会严重影响准妈妈对营养物质的吸收，从而也会影响胎宝宝的健康发育。

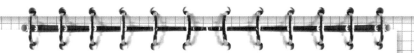

闯关经验值积累—— 孕事问与答

问：妊娠反应很快就消失了，是胎宝宝有问题吗？

答：不能就此认定胎宝宝有问题。准妈妈在妊娠5周左右，大部分会开始有孕吐症状，在妊娠6周左右，常有挑食、食欲不振、轻度恶心呕吐、头晕、倦怠、厌油腻、喜酸食等症状，在晨起空腹时，恶心症状尤为明显。

有的准妈妈只是在某一天清晨起来感觉有妊娠反应，次日就没有了；有的症状比较轻，只是恶心；有的比较重，剧吐到脱水；有的准妈妈在停经30天左右出现妊娠反应；有的准妈妈停经50天后才出现妊娠反应。

因此，妊娠反应很快就消失并不能就此认为胎宝宝有问题，但为了慎重起见，建议做尿液HCG测试，如果转为阴性或者弱阳性，就要去医院进一步做B超检查。

问：职场准妈妈的孕产费用该如何报销？

答：劳动部《关于女职工生育待遇若干问题的通知》第二条：女职工怀孕，在本单位的医疗机构或者指定的医疗机构检查和分娩时，其检查费、接生费、手术费、住院费和药费由所在单位负担，费用由原医疗经费渠道开支（根据各地政策，报销范围有差异）。

3 month

第 **4** 关

怀孕第3个月（9~12周）

一个精子和一枚卵子发生了一次浪漫的邂逅，生命的奇迹就此拉开帷幕。

准妈妈和胎宝宝的发育变化

第4关

准妈妈的变化

体重并没有增加太多，还看不出怀孕的迹象。

子宫不断增大，尿频比之前更明显，出现便秘、腰酸和下腹痛。

到 12 周末，尿频、便秘等症状会缓解。

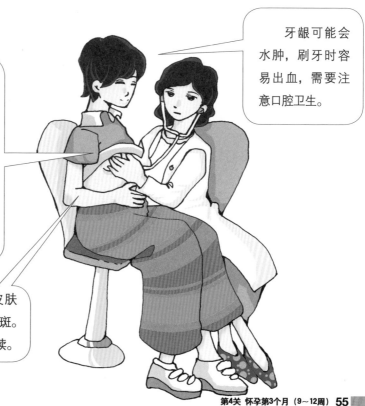

牙龈可能会水肿，刷牙时容易出血，需要注意口腔卫生。

乳房的变化更加明显，乳房不断变大，乳头和乳晕颜色更深了，乳头上可能会长出白色的小微粒，这些微粒内含有白色的润滑剂，是提早为母乳喂养做准备的。

大多数准妈妈皮肤有色素沉着，出现妊娠斑。妊娠反应仍然持续。

胎宝宝的发育

胎儿身体的雏形已经构造完成，五官的位置比以前更接近成人，耳朵移到头部两边的正常位置。

主要器官已经发育完成，不过还没有开始运作，心脏会将血液输送到身体各部位。

肌肉发达，可以在羊水中自由活动。

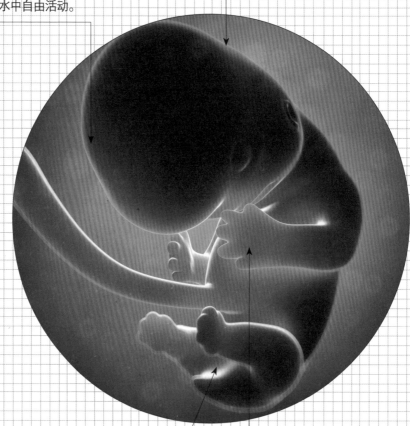

皮肤变成了半透明，有少量的绒毛长出。男宝宝形成睾丸，女宝宝形成卵巢。

可以把自己的手放到嘴里吮吸，会吞咽羊水、打哈欠，手脚会经常活动，两脚会做交替向前走的动作。只是动作还很轻微，准妈妈感觉不到。

到12周末，胎儿身长约9厘米，胎盘发育成形，脐带成为胎宝宝的生命支撑系统。

必闯关—— 可能出现的情况及应对

将迎来第一次正式产检

一般来说，系统的产前检查从怀孕 11 ~ 13 周开始，各地医院的规定略有差异，准妈妈最好提前询问自己选择的医院的具体规定。

第一次产检时，医生会测量准妈妈的身高、体重、血压、宫高、腹围，进行全身体格检查，并核对孕周。

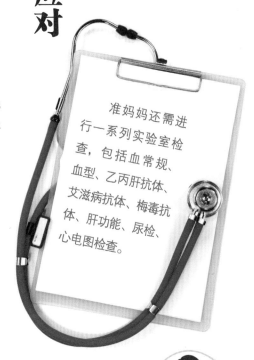

准妈妈还需进行一系列实验室检查，包括血常规、血型、乙丙肝抗体、艾滋病抗体、梅毒抗体、肝功能、尿检、心电图检查。

孕事叮咛

准妈妈最好在上午空腹去医院，因为需要进行血常规检查。还应带一瓶水。做过全身体检者可以带上体检报告，有些检查项目就不必重复检查了。

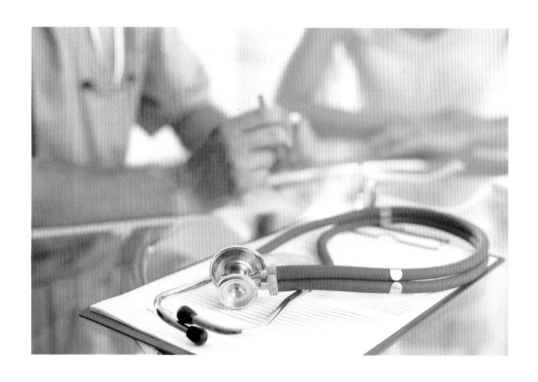

孕 11 周进行 NT 排畸检查

NT 检查实际上是超声检查胎儿颈项透明带，检查的目的是在妊娠较早阶段筛查染色体疾病和发现多种原因造成的胎儿异常。

医生可通过 B 超进行 NT 检查胎宝宝的颈项透明带的厚度。若测量值小于 3 毫米则属于正常，若是超过 3 毫米就需要进一步检查，如进行羊水穿刺等。

建档需要做什么准备

如果此前都没有做过产检，B 超检查胎儿在宫腔中，有胎心，就可以建档了。

建档需要携带的材料。夫妻双方的身份证、准生证、围产卡、母子健康档案等，最好先向医院咨询清楚。

如果之前没做过检查，医生会让你先做 B 超，看胎儿是否正常。胎儿正常，医生会填一张表，内容包括姓名、年龄、家庭住址、结婚年龄、月经情况、既往怀孕情况、既往病史、有无外伤史、药物过敏史、家族中有无遗传病、怀孕前后有没有用过药物、有无接受过放射线等及丈夫年龄、有无特殊疾病、家族遗传病等。回答这些问题时要实事求是。

▶ 检查。身高、体重、血压、妇科检查、尿常规、血常规、心电图等的检查。

文胸选择大不同

准妈妈的乳房在孕期会不断地增大，乳头也变得非常敏感，这些变化要求准妈妈根据怀孕时间和乳房大小选择适当的文胸。

面料应选择舒适、吸汗、透气的纯棉质面料。

色调应该选择明亮、轻快的，如白色、粉色、淡蓝色等可以带来好心情的颜色。

肩带合适。在肩胛骨和锁骨之间，不会有束缚感，穿着时举手、耸肩不会掉下来或感到不适。

临产前的准妈妈可以选择哺乳文胸，有活动式扣瓣肩带，哺乳时不用将整个文胸脱下，只需轻轻按下扣瓣，罩杯前端即可翻下，方便哺乳。

选择全罩杯的文胸，并有软钢托支撑。

内裤要选孕妇专用

目前有一种为准妈妈设计的专用内裤，这种内裤一般都有活动腰带的设计，方便妈妈根据腹围的变化随时调整内裤的腰围大小。一般裤长是加长的，高腰的设计可将整个腹部包裹，具有保护肚脐和保暖的作用。

另有一种低腰无痕孕妇内裤，侧边采用低腰交叉收腹设计，避免腹部紧勒，不会有束缚感，更加舒适透气。

由于准妈妈的阴道分泌物增多，所以最好选择透气性好、吸水性强及触感柔和的纯棉质内裤。因为纯棉材质对皮肤无刺激，不会引发皮疹。

在妊娠晚期，准妈妈还可以选择有前腹加护的内裤，这种内裤可以起到托腹带的功效，减轻准妈妈的身体负担，让准妈妈轻松度过孕期。

私密处的护理要更精心

准妈妈在怀孕以后，体内雌激素随妊娠的进展而增多，使阴道黏液量增加，白带要比怀孕前多一些，呈乳白色，无臭味。准妈妈要注意保持外阴清洁，不给细菌可乘之机。

1. 保持外阴清洁，每天至少用温水清洗外阴 1 次。

2. 勤换内衣、内裤，洗净的衣裤不要放在阴暗角落晾干，应放在太阳下曝晒。内裤的洗涤最好以中性肥皂单独清洗。

3. 大便后，要从前面向后面揩拭，避免将肛门周围的残留大便或脏物带入阴道内。

4. 不要穿着太紧的裤子或裤袜。

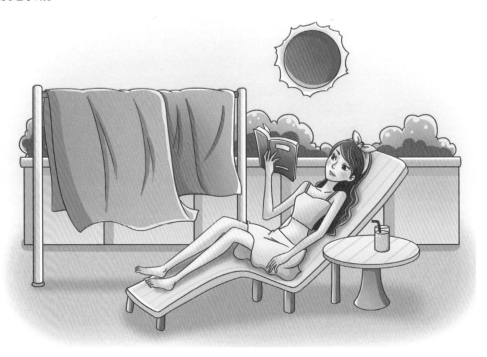

闯关技能——长胎不长肉的营养补充

第4关

合理进行营养规划

孕3月，胎宝宝的骨骼、大脑、心脏、眼睛、口唇、四肢等器官，开始进入快速生长时期，准妈妈在这个月仍然要注意补充叶酸及其他维生素、矿物质、蛋白质、脂肪等营养素，满足胎宝宝生长发育的需要。

优质蛋白质的补充

植物蛋白和动物蛋白都可以，包括猪肉、牛肉、鸡肉等禽畜肉，鱼、虾等含水产品，豆制品及菌类。

每天摄入 800 毫克钙

准妈妈每天喝 2 袋牛奶，每袋 250 毫升。乳糖不耐受的准妈妈可以改喝酸奶。严重缺钙准妈妈应该在医生指导下服用钙片。

补充维生素 D

早孕反应严重的准妈妈要注意加强维生素 D 的补充。

补碘

应在食物里增加碘的含量——胎宝宝的脑发育必须依赖母体内充足的碘。准妈妈每天需碘量应在 175 微克左右，可食用加碘盐，吃含碘丰富的食物，如海带等。

保证水的供应

这个月每天应保证水的供应，养成定时喝水的习惯。

有针对性地吃营养补充剂

准妈妈可服用针对孕妇设计的多元维生素制剂，一般含有孕期所需的叶酸、维生素、钙、铁等营养素，适当地吃一些对准妈妈有好处。

蔬菜生吃好还是熟吃好

哪些蔬菜可以生吃，哪些蔬菜应该熟吃，这要根据蔬菜所能提供的营养及其特征进行选择。

一般说来，凡是能生吃的蔬菜，最好生吃，即使不生吃，也不要炒得太熟，以尽量减少营养的损失。因为蔬菜中所含的维生素C和一些生理活性物质很容易在烹调中受到破坏，生吃蔬菜，可以最大限度地获得其营养价值。

颜色深绿或橙黄的蔬菜中含有丰富的胡萝卜素，最好能够熟吃，采用高温短时的加热方式能够较好地保存蔬菜的营养素，而长时间地油炸、炖煮、先煮再炸、先炸后烧、先蒸后煎等复杂的烹调方式不适合烹调蔬菜。另外，余烫也是处理蔬菜的一种合适的方式。

吃鸡蛋讲方法

每天吃1～2个鸡蛋能很好地满足身体所需的营养，鸡蛋中含有丰富的蛋白质、卵黄素、卵磷脂、胆碱等，对神经系统和身体发育非常有利。不过要想让鸡蛋的营养充分地被吸收，要学会科学地吃鸡蛋。

孕事叮咛

用营养补充剂应该严格按规定的剂量服用，需要大量服用时，应咨询营养科医师或药师。

宜生吃的蔬菜	西红柿、黄瓜、柿子椒、生菜等。可自制新鲜蔬菜汁或凉拌。
宜熟吃的蔬菜	土豆、芋头、山药等必须熟吃；扁豆和四季豆食用时一定要熟透变色；豆芽一定要煮熟吃。
需余烫的蔬菜	十字花科蔬菜，如西蓝花、菜花、菠菜、竹笋等含草酸较多的蔬菜。

怎样吃鸡蛋更营养

鸡蛋吃法多种多样，就营养的吸收和消化来讲，煮蛋为100%，炒蛋为97%，嫩炸为98%，老炸为81.1%，开水、牛奶冲蛋为92.5%，生吃为30%～50%。由此可见，煮鸡蛋是最佳的吃法。准妈妈每天吃两个鸡蛋就足够了。

清淡饮食易消化

怀孕期间，准妈妈体温相应增高，呈内热型，多吃清淡食物既爽口又比较容易消化吸收。

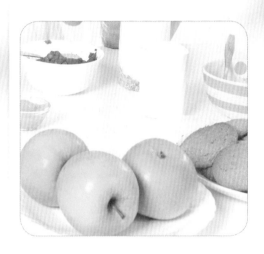

苹果什锦饭

材料： 白米饭1碗（约150克），苹果1个，火腿3片，西红柿1个，青豆、玉米粒各少许，芹菜1根。

做法：

1. 苹果洗净、切丁，用盐水泡过、捞起，沥干水，备用。

2. 西红柿洗净、切小块；火腿切小块。芹菜去叶、洗净、切小丁，备用。

3. 起热锅，放1小匙油，将芹菜丁炒香，加入苹果丁、西红柿、火腿、芹菜、青豆、玉米粒及调味料翻炒。

4. 放进熟米饭，以大火迅速炒匀，即可起锅食用。

黄豆南瓜粥

材料： 老南瓜500克，黄豆50克。

做法：

1. 黄豆清水洗净，趁水汽未干时加入食盐少许（3克左右）搅拌均匀，腌制几分钟后用清水冲洗干净。

2. 南瓜去皮、瓤，用清水洗净，切成2厘米见方的块备用。

3. 锅内加水2碗，烧开后，先下黄豆煮沸2分钟，淋入少许凉水，再煮沸。

4. 将南瓜入锅，盖上锅盖，用文火煮沸约30分钟，至黄豆开花，加入少许食盐调味即可。

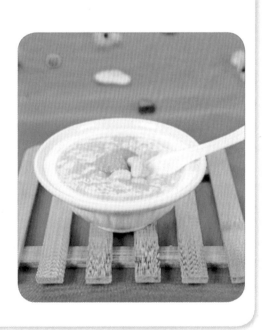

科学补充维生素 C

维生素 C 对于胎宝宝的皮肤、骨骼、牙齿以及造血器官的生长发育有促进作用，能够增强机体的免疫力，促进钙和铁的吸收，提高抗病能力并有效防止缺钙和缺铁。

蔬菜尽量先洗再切。

富含维生素C的蔬果，如西红柿、青椒、黄瓜、菜花、大枣、草莓、柑橘、猕猴桃等。

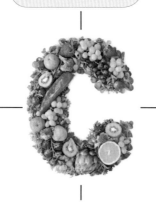

蔬菜被撕碎、挤压都会造成维生素 C 的流失。

蔬菜不要浸泡或煮得过久。

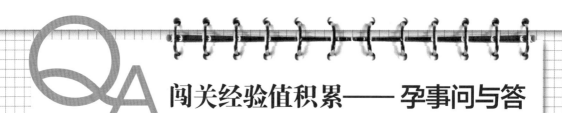

闯关经验值积累——孕事问与答

问：B 超会伤害胎宝宝吗？

答：B 超是超声传导，不存在电离辐射和电磁辐射，是一种声波传导，这种声波对人体组织没有什么伤害。

问：保健饮料能喝吗？

答：准妈妈要少喝或不喝饮料，特别是含有糖或糖精、食品添加剂制作的饮料。可以自制保健茶饮用，如用菊花、枸杞子、红枣泡茶等，不仅可以补充微量元素，而且具有增强肌体的免疫力、滋肾润肺作用。

问：怎样炒菜能保留蔬菜更多的营养？

答：用大火快炒的方式，蔬菜中的维生素 C 损失仅 15%，若炒后再小火焖一会儿，菜里的维生素 C 将损失 60% 左右，所以炒菜要用旺火，如果在烧菜时加一点醋，则有利于维生素的保存。

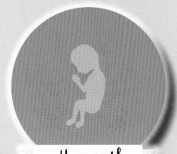

4 month

第 **5** 关 **怀孕第4个月（13～16周）**

一个精子和一枚卵子发生了一次浪漫的邂逅，生命的奇迹就此拉开帷幕。

第5关

准妈妈和胎宝宝的发育变化

准妈妈的变化

孕吐慢慢缓解，食欲明显好转，体重逐渐增加，外观上可以看出怀孕了。

到16周末，宫底约在脐与耻骨联合之间。

有的准妈妈会感到乳房的皮肤痒痒的，乳房正迅速地增大。

皮肤偶尔会有瘙痒的症状出现。

阴道分泌物增多。

准妈妈的心肺负荷增加、心率增速、呼吸加快加深，散步时走得快一点或者远一点就会有喘息现象。

大约30%的准妈妈在本周可以感觉到第一次胎动。

从13周后，体重平均每周约增加400克。

胎宝宝的发育

身体的生长速度开始超过头部，头皮已长出毛发，五官变得更明显，双眼虽紧闭，但对光线的改变很敏感。

神经系统开始工作，肌肉对于刺激有了反应。

消化系统开始运作，脏器功能在不断的锻炼和完善中。

会吸吮手指，并产生味觉。开始出现呼吸运动；皮肤菲薄呈深红色，无皮下脂肪。

随着神经系统发育完全，胎宝宝活动大幅度增加。

到16周末，胎儿身长约16厘米，顶臀长12厘米，体重约110克。

必闯关——可能出现的情况及应对

第 5 关

按常规做唐氏筛查

唐氏筛查是一种对胎儿无损伤的检测方法，通过抽取准妈妈静脉血 2 毫升来进行检测。通常在孕 15 ~ 20 周进行。准妈妈于抽血后 2 ~ 3 周即可得知结果。

做唐氏综合征筛查可检查胎宝宝是否存在神经管畸形、21 三体综合征、13 三体综合征及 18 三体综合征等高危孕妇。

医生会将甲胎蛋白值、绒毛膜促性腺激素值、游离雌三醇值与准妈妈的年龄、体重、怀孕周数等数值结合评估胎宝宝出现唐氏综合征的概率。

唐氏筛查

- 神经管畸形
- 21 三体综合征
- 13 三体综合征
- 18 三体综合征

> **孕事叮咛**
>
> 唐氏儿筛查的时间非常严格，一般是在孕期的 15 ~ 20 周，如果错过这个时间段，只能考虑别的筛查或诊断方法。

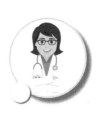

准妈妈为什么会头晕眼花

1. 为了适应胎宝宝的生长需要，准妈妈体内的血容量会增加。此时准妈妈的血循环量可增加20%～30%，其中血浆增加40%，红细胞增加20%左右，形成生理性贫血，使准妈妈感到头晕或站立时眼花等。

2. 准妈妈调节血管的运动神经变得不稳定，如果体位突然发生改变，就会因脑缺血出现头晕等。

3. 早孕反应引起的进食少，常伴有低血糖，易引起头晕和眼花。

4. 血液较多地集中在有子宫的下腹部，加上增大的子宫又压迫下腔静脉的回流，使回心血量减少，致使心排出量下降，就引起了低血压及暂时性脑缺血。

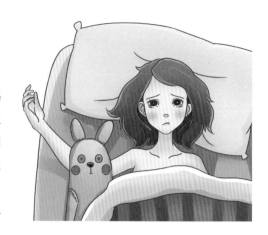

怎样预防孕期头晕眼花

准妈妈平时改变体位动作时，应缓慢一些，给自己的运动神经一个调节的过程，这样就不会出现一过性脑缺血了。

站起来的时候速度要慢，并避免长时间站立，如果发生头晕症状应立即蹲下，或躺下休息一会儿。

孕期皮肤的变化

出现妊娠纹

随着妊娠子宫的增大，腹壁被撑大，纤维断裂，因此出现了条纹状的妊娠纹。妊娠纹一旦出现就不会消退。

色素沉着

面部会出现黄褐斑、蝴蝶斑；腹部及外阴部出现明显的色素沉着；乳头乳晕变黑。这是因为孕期肾上腺皮质激素分泌增加的缘故。一般这类色素沉着在产后会逐渐消退，准妈妈不必太担心。

皮肤脱皮

由于孕激素的关系，皮肤失去了以前的柔软感，而略呈粗糙，甚至会很干燥，有些区域会出现脱皮现象。这时，准妈妈不宜频繁洗脸，避免加重脱皮现象。

皮肤出油

由于新陈代谢缓慢，皮下脂肪大幅增厚，汗腺、皮脂腺分泌增加，全身血液循环量增加，面部油脂分泌旺盛的情况会加重，皮肤变得格外油腻。此时，准妈妈应多饮水，适当地活动，注意皮肤清洁。

孕事叮咛

准妈妈在孕期要提早做好皮肤护理，对一些孕期没法消除的妊娠纹也不用太担心。

减轻胃灼热的方法

50% 以上的准妈妈会在怀孕期间发生胃部灼热的症状。通常胃灼热发生于怀孕中期及末期，大部分的准妈妈在生产后即可恢复正常。

准妈妈可以通过以下方法减轻孕期胃灼热。

1. 少吃引起胃肠不适的食物，如巧克力、酸性食物、辛辣、味重、油炸或脂肪含量高的食物以及碳酸饮料，含咖啡因饮料。

2. 白天应尽量少食多餐，睡前 2 小时不要进食，饭后半小时至 1 小时内避免卧床。

3. 放慢吃饭的速度，细嚼慢咽。吃饭时不要大量喝水或饮料。

4. 不要穿过紧的衣服，以免勒着腰和腹部。睡觉时多垫几个枕头或楔形的垫子。垫高上半身有助于使胃酸停留在胃里，促进消化。

预防妊娠纹从现在开始

由于受到子宫增大的影响，准妈妈的皮肤弹性纤维与腹部肌肉开始伸长，当超过一定限度时，皮肤弹性纤维发生断裂，于是，在腹部会出现粉红色或紫红色的不规则纵形裂纹。除腹部外，它还可延伸到胸部、大腿、背部及臀部等处，预防最好能从此时开始。

控制孕期体重增长速度

这是避免脂肪过度堆积，减轻妊娠纹的有效方法。一般而言，怀孕期间最好将体重增加控制在 10 ~ 12 千克。

摄取均衡的营养

避免摄取过多的甜食及油炸物，适当多吃富含维生素 E 的食物。

适当锻炼身体

既可增加腹部肌肉和皮肤的弹性又可以控制体重增长速度。

适度的按摩

准妈妈可以配合使用专用的除纹霜，产后还可以配合使用精油按摩。

使用托腹带

随着孕周的增加，准妈妈肚子逐渐增大，身体和皮肤都感觉到沉重的压力时，可以使用托腹带，分担腹部的重力负担。

闯关技能——成功闯关锦囊

准妈妈开车要注意什么

避免紧急刹车、转弯

准妈妈开车时要注意平稳操作，加速、转弯和刹车时都要保证车辆的平稳性。这样才能避免方向盘冲撞腹部。

限制车速

准妈妈要时刻牢记肚子里还有个宝宝，因此要改掉爱开快车的习惯。

尽量走熟悉的路线

熟悉的路况可以令准妈妈得心应手，而不必过于紧张。

系好安全带

安全带的肩带应置于肩胛骨的地方，而非紧贴脖子。

安全带的肩带部分以穿过胸部中央为宜，不要压迫到隆起的肚子。

安全带的腰带应置于腹部下方，固定髋部而不要压迫胎宝宝。

要尽量坐正，以免安全带滑落压到胎宝宝。

避免长时间开车

长时间驾驶需要全神贯注，容易疲劳，坐的时间过久，准妈妈腰部承受太大压力，导致腹压过大，可能引起胎动异常和腹痛。连续驾车不应超过1小时。

进入孕妇学校进行学习

孕妇学校主要是对准妈妈及家属进行培训宣教的，通过胎教、孕期营养、孕期合并症及预防、临产与分娩、剖宫产与自然分娩的比较、母乳喂养知识、新生儿预防接种、新生儿洗澡、新生儿抚触讲解，使准妈妈及其家属对整个孕前、孕中、孕后有充分的认识。

作为围产期保健的重要环节，孕妇学校是准妈妈接受孕期健康教育的极好去处，准妈妈最好能跟准爸爸一起去。除了能增加与医护人员的沟通、学习到孕产期保健知识，还能结交到很多朋友。

> **孕事叮咛**
>
> 准妈妈还可以加入一些孕妇交流群，在遇到问题的时候，大家一起讨论，对于缓解孕期心理压力颇有好处。

孕中期是最佳性爱时机

注意个人卫生，避免引发细菌感染。

选择不压迫腹部的体位，准爸爸的动作要温柔。

前戏不要过于激烈。

如果感到疼痛要暂时中断。

> **孕事叮咛**
>
> 若准妈妈本身属于"前置胎盘"的情况，性生活时，阴茎插入有可能会碰到子宫颈，造成早产、流产或大出血的情况，所以不适宜有性行为。

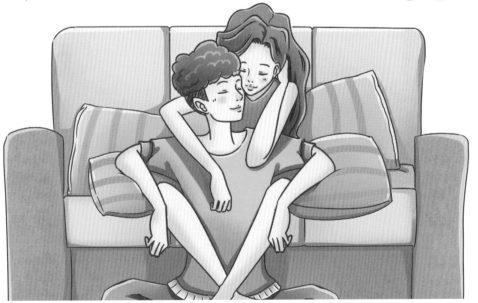

第5关 闯关技能——长胎不长肉的营养补充

合理进行营养规划

从本月起，准妈妈将进入蛋白质需求最大的时期，每天蛋白质的供给量应达到 75 ~ 95 克。 —— **补充蛋白质**

本月为胎宝宝脑迅速增长期，准妈妈要注意增加 DHA 及其他不饱和脂肪酸的摄取。 —— **多吃益智食物**

本月是胎宝宝长牙根的时期，准妈妈多吃含钙食物的同时注意补充维生素 D，每日的维生素 D 需要量为 10 毫克。 —— **补充钙与维生素 D**

这个阶段胎宝宝铁需求量大，一旦准妈妈发现自己有心慌气短、头晕乏力等贫血症状时，要咨询医生后合理地补充铁质。 —— **补铁防贫血**

准妈妈胃口变好，胎宝宝的营养需求加大，需要趁此机会增加各种营养的摄取。 —— **合理平衡营养**

如何判断准妈妈是否贫血

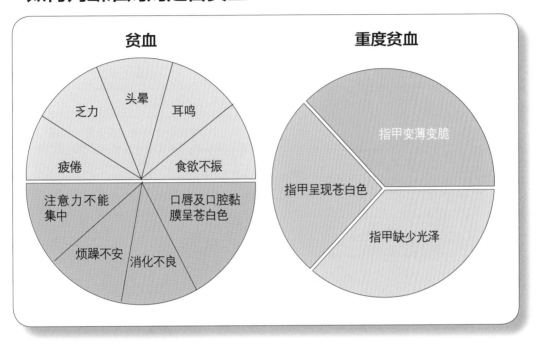

贫血

乏力　头晕　耳鸣

疲倦　食欲不振

注意力不能集中　口唇及口腔黏膜呈苍白色

烦躁不安　消化不良

重度贫血

指甲变薄变脆

指甲呈现苍白色

指甲缺少光泽

防治贫血怎么吃

增加铁元素的摄入量

鸡肝、猪肝等动物肝脏富含矿物质，一周可吃两次。鸭血汤、蛋黄、瘦肉、豆类、菠菜、苋菜、西红柿、红枣等食物含铁量都较高，可经常吃。

食物要多样化

经常进食牛奶、胡萝卜、蛋黄，多吃含维生素C丰富的果蔬，这些食物可以补充维生素C，有助于铁的吸收。可于三餐间补充些牛肉干、卤鸡蛋、葡萄干、牛奶、水果等零食，也是纠正贫血的好方法。

多吃高蛋白食物

准妈妈要多吃高蛋白食物，如牛奶、鱼类、蛋类、瘦肉、豆类等，要注意荤素结合，以免过食油腻东西伤及脾胃。

做菜多用铁炊具烹调

做菜时尽量使用铁锅、铁铲。

孕事叮咛

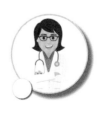

一般情况下，准妈妈至少要在妊娠的中期和后期检查2次血红蛋白，多次反复化验血能够及早发现贫血，采取相应措施纠正贫血。如果血红蛋白在110克以上，可以通过食物解决贫血的问题；如果血红蛋白低于110克则要在医生的指导下进行药物补充。

盐摄入要适量

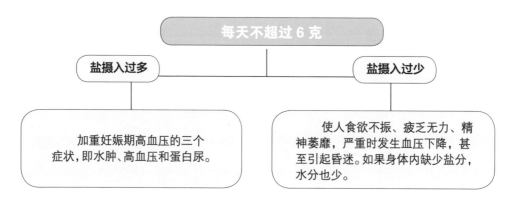

每天不超过 6 克

盐摄入过多

加重妊娠期高血压的三个症状，即水肿、高血压和蛋白尿。

盐摄入过少

使人食欲不振、疲乏无力、精神萎靡，严重时发生血压下降，甚至引起昏迷。如果身体内缺少盐分，水分也少。

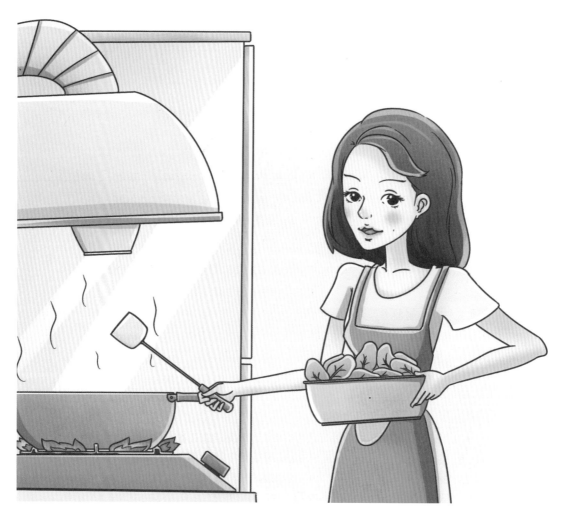

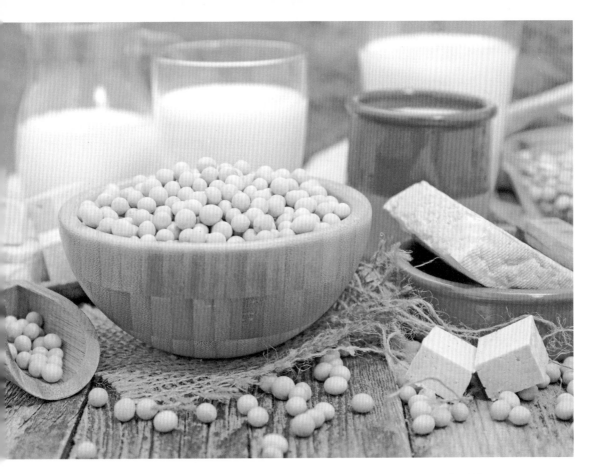

健康吃粗粮

控制食用量

准妈妈每天粗粮的摄入量以 60 克为宜，且最好粗细搭配，比例以 60% 粗粮、40% 的细粮为宜。粗粮不容易消化，准妈妈过多摄入粗粮会导致营养缺乏，长期过多摄入纤维素，会使人的蛋白质补充受阻，降低准妈妈免疫抗病的能力。

吃粗粮要补水

粗粮中的纤维素需要有充足的水分做后盾，才能保障肠道的正常工作。

粗粮不能和奶制品、补充铁或钙的食物或药物一起吃

最好间隔 40 分钟左右，因为纤维素会影响对微量元素的吸收。

适合准妈妈吃的粗粮

玉米。玉米含有丰富的不饱和脂肪酸、淀粉、胡萝卜素、矿物质、镁等多种营养成分。

红薯及其他薯类。富含淀粉、钙、铁等矿物质，而且其所含的氨基酸、维生素较高。

糙米。糙米胚芽含有蛋白质、维生素以及含锌、铁、镁、磷等矿物质，这些营养素都是准妈妈每天需要摄取的。

荞麦。荞麦含有丰富赖氨酸成分，对促进胎宝宝发育，增强准妈妈的免疫功能有辅助作用。

准妈妈适合吃哪些肉

鱼肉。鱼类，尤其是海鱼含有多不饱和脂肪酸以及丰富的 DHA，能预防流产、早产和胎宝宝发育迟缓，建议准妈妈每周吃 2 ~ 3 次。

牛肉。牛肉中不仅含有丰富蛋白质、铁和铜，而且 B 族维生素含量很高，脂肪含量相对较低。

兔肉。蛋白质含量高，脂肪含量低，非常适合怀孕前就比较胖或者体重超标的准妈妈食用。

鸡肉。蛋白质含量高，容易消化和吸收，脂肪含量低。

双胞胎准妈妈如何保证孕期营养

比普通准妈妈增加 10% 的膳食摄入。

两个胎宝宝生长所需营养量较大，准妈妈应调节饮食摄入的量与质。

双胞胎准妈妈要多补铁

双胞胎准妈妈的血流量比平时高出 70% ~ 80%，双胎妊娠合并贫血发病率约为 40%，所以，双胞胎准妈妈尤其要注意补铁。

双胞胎准妈妈要多补钙

准妈妈平时可多喝一些牛奶、果汁，多吃各种新鲜蔬菜、豆类、鱼类和鸡蛋等营养丰富的食物。

选择营养补充剂

大部分准妈妈在怀孕的时候没有做好充分的营养准备，可在医生的指导下选择营养补充剂。

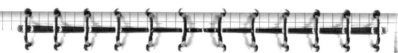

闯关经验值积累—— 孕事问与答

问：孕期做爱要戴安全套吗？

答：出于卫生、安全和优生的考虑，建议准爸爸还是戴安全套。一是由于精液中含有催产作用的前列腺素成分，容易引起子宫收缩；二是由于男性生殖泌尿感染一般无显著症状，万一准爸爸受到感染，很可能使准妈妈和胎宝宝受感染。

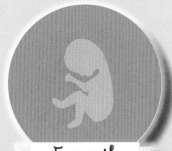

5 month

第6关　怀孕第5个月（17～20周）

一个精子和一枚卵子发生了一次浪漫的邂逅，生命的奇迹就此拉开帷幕。

第6关 准妈妈的变化 和胎宝宝的发育

准妈妈的变化

臀部渐渐浑圆起来，乳房还在持续增大，腹部也更凸出，到 20 周末，宫底约达脐下一横指。

膨大的乳房和隆起的腹部让准妈妈的身体重心越来越往前，腰酸背痛是适应这种变化的自然症状。

身体的重心也在发生变化，行动上可能不那么灵活了。

很多准妈妈清晰地感觉到了胎动，这种感觉好像下腹有一只小虫在一下一下地蠕动，或者感觉像小鱼在腹中游动。

有可能出现下肢水肿、静脉曲张的情形，要注意适当运动，不能久坐或久站，睡觉时用枕头等垫高腿部，穿宽松柔软的鞋子，尽量让自己舒适些。

胎宝宝的发育

皮肤暗红，出现胎脂，全身覆盖毳毛，并可见少许头发。

胎盘已发育完成，可提供胎宝宝所需的养分，排出废物。

开始出现吞咽、排尿功能。触觉和味觉已经非常发达。

女宝宝已经在卵巢里产生了约 600 万个卵细胞，男宝宝的外生殖器已有了明显特征。

听觉能力已经发育得不错了，可听到肠鸣声、血流声、心跳声以及肚子外的声音。

心脏发育几乎完成，搏动有力。神经与肌肉系统已发育得更完全，大多数器官开始运作。

胎动会越来越频繁，这时做 B 超可能看到胎宝宝做吮吸、踢腿、抓脐带等动作。

到 20 周末，胎宝宝身长约 25 厘米，顶臀长 16 厘米，体重约 320 克。

必闯关——可能出现的情况及应对

可以预约排畸超声了

很多医院做排畸超声是需要提前预约的，而且一般是提前一个月，考虑到孕 6 月是做排畸超声的最佳时间，建议准妈妈在这个月做孕检的时候预约排畸超声。

什么是羊膜穿刺

羊膜穿刺主要是检查准妈妈的羊水状况，是针对胎宝宝的检查。通过羊膜穿刺，医生可以进一步确认胎宝宝是否有染色体异常、神经管缺陷以及遗传性代谢疾病。

怀孕第 16 ~ 22 周是进行羊膜穿刺最适宜的时间。这个阶段准妈妈体内的羊水容量适宜，羊水中胎宝宝脱落细胞的活性较佳，容易培养成功，有利于做染色体核型分析。

做羊膜穿刺需要注意什么

1. 检查前 3 天停止过性生活。

2. 检查前最好洗个澡，保证身体清洁。

3. 检查前 10 分钟排空小便。

4. 准妈妈有过敏史，检查前一周内如果有感冒、发热、皮肤感染等异常，应告诉医生。

5. 做完检查后至少静坐 2 小时再起身活动。

6. 做完检查的当天不宜长途跋涉。

7. 做完检查后 24 小时内不洗澡，避免穿刺部位沾水。

8. 做完检查后 3 天内多休息，避免剧烈运动和过重的家务劳动，不要搬运重物。

9. 做完检查后 2 周内杜绝过性生活。

10. 如果出现腹痛、腹胀、阴道流水、阴道出血、发热等症状，立即到医院请医生诊治。

哪些准妈妈需要做羊膜穿刺

1. 年龄大于 35 岁。

2. 曾经生育过异常婴儿（如脑积水等）。

3. 有不明原因的胚胎停止发育现象。

4. 唐氏筛查结果为"高风险"的准妈妈。

5. 家族中其他女性有过孕育畸形或有先天性疾病婴儿的历史。

了解胎动的规律

准妈妈怀孕 5 个月以后，就能明显地感到胎动了。如果用手触摸腹部，胎宝宝就会在抚摸的地方踢几下。

孕中期

羊水相对较多，活动空间较大，胎动次数多，幅度大。

孕晚期

羊水相对较少，胎宝宝大，活动范围受限而使胎动减少，但力度会变得更大。

胎宝宝睡眠－觉醒的周期

一般为 20 分钟，睡一会儿，活动一会儿，这也是胎动的规律。

一天中胎动变化

一般下午 2～5 点钟时，胎动最少；下午 6～11 点胎动最活跃，次数最多；早晨及上午胎动介于二者之间。

孕事叮咛

准妈妈能感觉到胎动，一般就是胎宝宝处于清醒期，这时候胎宝宝不仅仅能感觉到抚摸，对准妈妈的情绪感知也更加明显。

为什么要测量宫高

宫高的变化跟胎宝宝发育情况密切相关，通过测量宫高和腹围，可以了解胎宝宝的发育情况，还能估算胎宝宝的体重。所以，每次做产前检查时都要测量宫高和腹围，以便医生了解胎宝宝是否发育迟缓或者过大。

如何测量宫高

宫高是指从下腹耻骨联合处至子宫底间的长度，测量的难点是如何找到子宫底，子宫底在饱腹时不容易找到，空腹时则相对容易，准妈妈平躺的时候比较容易找到。

寻找子宫底时，先让准妈妈平躺下来，找到耻骨，然后在肚脐上、下或平脐的位置轻轻触摸，直到摸到一个圆圆的轮廓，这就是子宫底了。

如果找不到，可以一只手放在肚脐的位置，另一只手轻轻从腹股沟的位置上下推动，这时候可以明显感觉到子宫被上下移动了，找到子宫底也就比较容易了。

找到子宫底后，拿软尺量出从耻骨联合处到子宫底的长度并记录下来就可以了。

宫高正常值是多少

孕 16~36 周，宫高平均每周增加 0.8~0.9 厘米。36 周后增加速度减慢，每周增加 0.4~0.5 厘米。如果连续 2 周宫高没有变化，需立即去医院做检查。

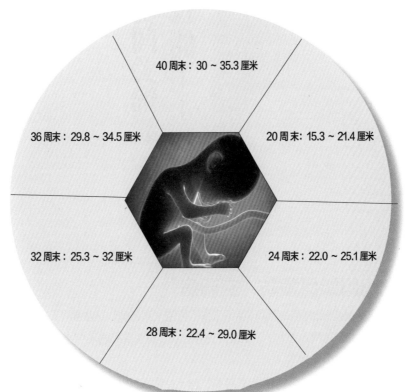

40 周末：30 ~ 35.3 厘米

36 周末：29.8 ~ 34.5 厘米

20 周末：15.3 ~ 21.4 厘米

32 周末：25.3 ~ 32 厘米

24 周末：22.0 ~ 25.1 厘米

28 周末：22.4 ~ 29.0 厘米

开始进行乳房护理

很多准妈妈会在产后选择母乳喂养，但有时候会因为各种乳房问题而导致准妈妈不能顺利哺乳，比如，乳头内陷、乳腺管不畅通、乳头皲裂等。准妈妈只有在孕期提前对乳房进行护理，才能避免产后哺乳时一些不必要的麻烦。

1. 先将乳痂清除掉，然后用温热的毛巾将表面的皮肤清洁干净。

2. 用热毛巾对清洁好的乳房进行热敷。

3. 做按摩。拇指同其他四指分开，然后握住乳房，从根部向顶部轻推，将乳房的各个方向都做一遍。

孕事叮咛

准妈妈贴身内衣应为棉制品，经常换洗、日光照射。乳头如有发红、裂口的迹象时，内衣应进行蒸煮消毒。

职场准妈妈如何预防"空调病"

很多职场准妈妈长时间在空调环境下工作，因空气不流通，环境得不到改善，会出现鼻塞、头昏、打喷嚏、耳鸣、乏力、记忆力减退等症状，有些准妈妈还会出现皮肤过敏的症状，如皮肤发紧发干、皮肤变差等。

夏季和冬季办公室空调的使用率非常高，对于身体抵抗力偏弱的准妈妈来说，掌握以下几点，就能更好地保护自己与宝宝。

1. 注意通风。每天到办公室后要先打开窗户换气，使室内保持一定的新鲜空气。

2. 夏天要避免冷风直吹。

3. 在中央空调的办公室，夏天可以准备一件薄外套，冬天可以准备一个小加湿器。

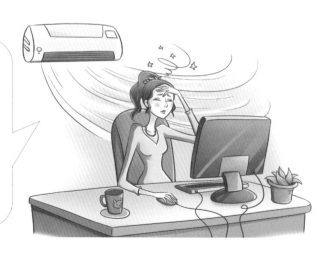

职场准妈妈办公室小运动

脚腕的运动

1. 坐位，背靠椅子，左右摇摆脚腕 10 次。

2. 坐位，背靠椅子，左右转动脚腕 10 次。

3. 坐位，前后活动脚腕，充分伸展、收缩跟腱 10 次。

腹肌运动

1. 仰卧位，单腿曲起、伸展、曲起、伸展，左右各 10 次。

2. 仰卧位，双膝曲起，单腿上抬，放下，上抬，放下，左右各 10 次。

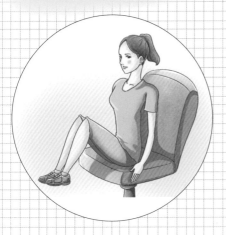

脚部运动

1. 坐位或仰卧位，把一条腿搭在另一条腿上，然后放下来，重复 10 次，每抬 1 次高度增加一些，然后换另一条腿，重复 10 次。

2. 坐位或仰卧位，两腿交叉向内侧夹紧、紧闭肛门，抬高阴道，然后放松。重复 10 次后，把下面的腿搭到上面的腿上，再重复 10 次。

手肘运动

坐位，手部合十，将手腕下沉至感觉到前臂有伸展感，停留 10 秒，接着再将手指转向下，将手腕提升至有伸展的感觉，可缓解手腕痛及手肘痛。

颈部运动

坐位，先挺直颈部前望，然后弯向左边并将左耳尽量贴近肩膀；再将头慢慢挺直，右边再做相同动作，可改善颈部肌肉酸痛。

肩部运动

坐位，先挺腰，再将两肩往上耸，尽量贴近耳朵，停留 10 秒，放松肩部，可改善肩部肌肉酸痛。

第6关

闯关技能——

长胎不长肉的营养补充

合理进行营养规划

主食要多变花样

胎宝宝大脑发育需要充足的能量，这些能量的主要来源是碳水化合物，因此要保证粮谷类食物的摄取量。

少量多餐防胃胀

由于食欲增加，进食量逐渐增多，有时准妈妈会出现胃中胀满，可每天分 4 ~ 5 次吃饭，既补充相关营养，也可改善因吃得太多而胃胀的感觉。

吃鱼补 DHA 和 EPA

鱼肉含丰富蛋白质，还含有两种不饱和脂肪酸，即 22 碳六烯酸 (DHA) 和 20 碳五烯酸 (EPA)，有益于胎宝宝大脑发育。

重视早餐

把早餐当作正餐来吃，重视早餐的质量和营养均衡。

每天摄入 800 ~ 1200 微克维生素 A。

食物中肝、奶、蛋黄及鱼等含维生素 A 较多，还应吃些胡萝卜、南瓜等。

补充钙质是此期的营养重点

本月是胎宝宝骨骼成型的关键时期，准妈妈对钙的需求量大增，日常饮食可能无法满足该需求。因此，从本月开始，准妈妈可以在医生的指导下补充含钙营养素制剂。

另外，维生素 D 可以促进钙的吸收，提高补钙的效率。

补充维生素 D 最好的办法是晒太阳。一般情况下，成人每天接受 30 分钟的户外光照就能生成足够的维生素 D。

怎样判断自己是否缺钙

小腿抽筋

一般在怀孕 5 个月时就可出现，往往在夜间容易发生。

牙齿松动

缺钙能造成牙齿珐琅质发育异常，抗龋能力降低。

关节、骨盆疼痛

如果钙摄取不足，为了保证血液中的钙浓度维持在正常范围内，在激素的作用下，准妈妈骨骼中的钙会大量释放出来，从而引起关节、骨盆疼痛等。

如何通过饮食补钙

多吃虾皮、腐竹、黄豆以及绿叶蔬菜等含钙量丰富的食物，保证每天喝 2 袋牛奶。

补钙的同时注意补充磷。海产品中磷的含量十分丰富，如海带、虾、蛤蜊、鱼类等，蛋黄、肉松、动物肝脏等也含有丰富的磷。

不要过多地摄入食盐。盐过多会增加钙的流失。

补钙与补铁的时间最好隔开。铁对钙的吸收有一定的抑制作用，同样，钙对铁的吸收也不利。

草酸与钙结合形成草酸钙，不利于钙的吸收。菠菜、苋菜、韭菜、茭白等含草酸就比较高，在食用之前用开水汆烫一下，使草酸溶于水中。

偏胖准妈妈要控制体重

准妈妈过于肥胖可导致分娩巨大儿，并造成妊娠糖尿病、妊娠高血压疾病、分娩困难、产后大出血等。

因此，准妈妈在妊娠期间一定要合理营养，平衡膳食，注意防止肥胖，已经肥胖的准妈妈，不能通过药物来减肥，应在医生的指导下，通过调节饮食来减轻肥胖。

每日摄入应兼顾营养和控制热量。多吃蔬菜、水果和粗粮；食盐限制在每日 6 克以下；注意补充各种维生素和铁质；控制糖类食物和高脂肪含量的食物。尽量选择脂肪含量相对较低的鸡、鱼、虾、蛋、奶，并适当增加一些豆类，以保证蛋白质的量。

饮食要有规律，一日三餐要准时。休息时间不宜过长，做到早起床，餐后室外活动 20 分钟以上，并进行一些力所能及的体力活动。

进食时要细嚼慢咽，避免吃油炸、煎、熏的食物，多吃蒸、炖、烩、烧的食物，少食面制品、甜食、淀粉高的食物，两餐之间饿了时，可选择热量比较低的水果，如苹果作零食。

孕事叮咛

合理的运动有助于减轻体重，这个时期，最适宜偏胖准妈妈的运动是散步，准妈妈可以每天散步 30 ~ 40 分钟。

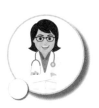

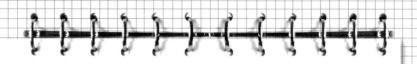

闯关经验值积累——孕事问与答

问：羊膜穿刺安全吗？

答：现在的羊膜穿刺都在 B 超引导下进行，可以避开胎宝宝和胎盘，不会伤到胎宝宝。正规医院的医生操作比较规范，消毒措施严格，一般也不会引起宫内感染。

问：孕期补钙多少合适？

答：我国营养学会推荐的钙供给量为成年人每天 800 毫克。为保证胎宝宝骨骼的正常发育，又不动用母体的钙，到孕中期以后，准妈妈每天需补充 1000 毫克钙，孕晚需补充 1200 毫克。

问：孕期能每天吃大量坚果吗？

答：坚果对准妈妈和胎宝宝虽然有诸多好处，但凡事要有度，过犹不及，准妈妈每天吃坚果一小把即可。

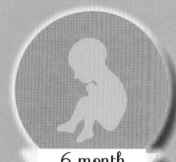

6 month

第**7**关

怀孕第6个月（21～24周）

一个精子和一枚卵子发生了一次浪漫的邂逅，生命的奇迹就此拉开帷幕。

第7关 准妈妈的变化 和胎宝宝的发育

准妈妈的变化

腹部还在继续膨大，体重也在大幅增加，腹部已经明显地凸出，第 24 周末，子宫约在脐上一横指。

体态渐渐会发生变化：脊椎向后仰、身体重心向前移。

有可能心率加快，呼吸变得急促；感觉胃胀不适，消化不良，可能出现便秘症状。

由于双腿水肿可能更加严重了，所以要避免长时间的站立。

胎动变得规律起来，肢体活动增加而且很有力，动作也都是大幅度的，腹壁较薄的准妈妈经常可以看到腹部的凹凸变化，那是胎宝宝踢腿、伸胳膊或跳跃时碰触腹壁导致的。

胎宝宝的发育

出现眉毛和睫毛，眼睑已经形成，能做出睁眼的动作；已经做好长牙的准备。

胎盘已发育完成，可提供胎儿所需的养分，排出废物。

骨骼完全形成，通过 B 超可清楚地看到脊柱、肋骨、手脚的骨骼等。

生殖系统逐渐发育，男孩的精子初步形成，女孩的阴道中间形成中空。

体重增加较快，样子不像先前般纤细，皮肤呈粉红色，看起来皱皱的。

内脏器官一直都在井然有序的工作中不断完善，细小支气管和肺泡已经发育，出生后可有呼吸，但生存力极差。

已经有了固定的活动和睡眠的周期，活跃期不一定都是在白天，也有可能在晚上或其他时间段。

到 24 周末，胎宝宝身长约 30 厘米，顶臀长 21 厘米，体重约 630 克。

必闯关——可能出现的情况及应对

第7关

忐忑的第一次 B 超排畸

怀孕第 20 ~ 24 周是 B 超排畸检查的时间。如果由于某些原因在这个时间段内无法检查，最晚应该在怀孕 28 周前检查。

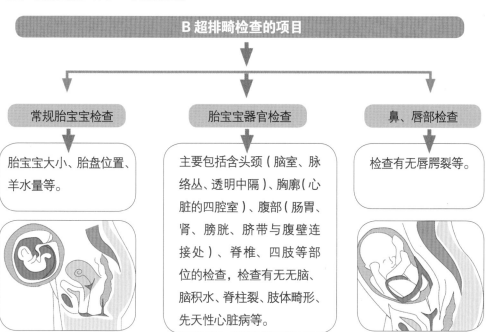

B 超排畸检查的项目		
常规胎宝宝检查	胎宝宝器官检查	鼻、唇部检查
胎宝宝大小、胎盘位置、羊水量等。	主要包括含头颈（脑室、脉络丛、透明中隔）、胸廓（心脏的四腔室）、腹部（肠胃、肾、膀胱、脐带与腹壁连接处）、脊椎、四肢等部位的检查，检查有无无脑、脑积水、脊柱裂、肢体畸形、先天性心脏病等。	检查有无唇腭裂等。

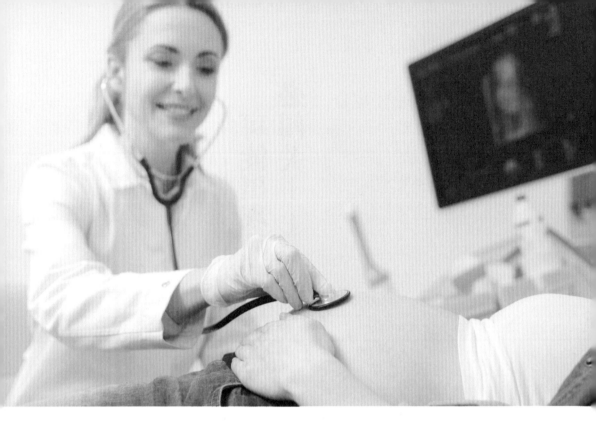

所有畸形都能检查出来吗

说起 B 超排畸，许多人认为只要做了就能检查出所有畸形，其实这是个误区。

除了能被超声检查检测到的有明显形态改变的畸形，一些没有明显形态改变的染色体异常和不伴有胎宝宝结构异常的畸形，如听力障碍、智力障碍、视力障碍、代谢性疾病等是查不出来的。

每次超声检查只能了解胎宝宝在检查时的状况，检查过程中还会受到母体情况、孕周、胎位、羊水量、胎宝宝活动、胎宝宝骨骼声影等多种因素影响，如果时机不恰当，许多器官或部位可能无法显示或显示不清楚，也使 B 超排畸检查存在一定的漏诊率。

所以，准妈妈千万不要以为做了一次 B 超排畸检查就万事大吉了，按时产检才是最妥当的做法。

必须重视的糖耐量测试

妊娠糖尿病容易出现巨大儿、发育迟缓等，严重时还会出现胎停育，因此准妈妈一定要重视糖耐量检查。有以下情形的准妈妈更要如此。

1. 年龄超过 35 岁。

2. 孕前有糖尿病或在以往妊娠中患过糖尿病。

3. 直系亲属中有人患糖尿病或者患过妊娠糖尿病。

4. 生育过体重大于 4 千克的巨大儿。

5. 孕前体重超标或孕后体重增加过于迅速、增加过多。

6. 多囊卵巢综合征的准妈妈。

7. 曾有过不良的孕育历史，如胎死宫内、呼吸窘迫、反复自然流产等。

糖耐量检查要做哪些准备

检查前至少需要空腹 8 小时，所以头天晚餐后最好就不要再吃东西了，第二天上午空腹到医院即可。

做检查时需要将 75 克葡糖粉溶于 300 毫升温水中，在 5 分钟之内喝完，分别抽取服糖前、服糖后 1 小时、2 小时的静脉血。

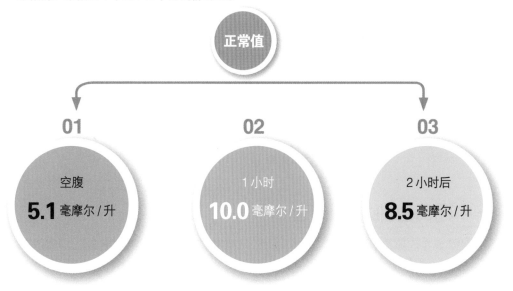

正常值

01
空腹
5.1 毫摩尔/升

02
1 小时
10.0 毫摩尔/升

03
2 小时后
8.5 毫摩尔/升

准妈妈易发生腿痛

进入怀孕中期，准妈妈可能会发生疼痛，与坐骨神经痛相似。

1. 妊娠期间受卵巢激素的影响，使腰椎附近韧带较正常松弛。

2. 由于脊椎过度前凸，使椎间盘受到异常挤压，因而导致疼痛。如果准妈妈同时还患有下肢静脉曲张，则疼痛会更加剧烈。

3. 孕期缺钙也会引起准妈妈的腿痛，主要表现为双腿痉挛抽筋引发的疼痛。

4. 孕期水肿也同样会引起腿痛。

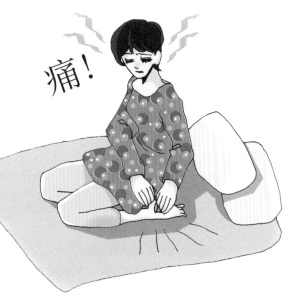

痛！

腿痛怎么办

尽量少做或不做重体力劳动；
并保持正确的站姿、坐姿与行走姿势；
尽量减少身体的负荷。

缺钙引起的腿痛
- 多吃含钙的食品，如牛奶、酸奶和奶酪等
- 卧床时可将双腿垫高
- 增加休息时间
- 补充钙片

水肿引起的腿痛
- 坐下时把腿抬高，放在椅子或者高度适宜的桌子上
- 睡觉时采取左侧卧的姿势

孕中期鼻出血怎么防治

准妈妈在孕期体内雌激素水平升高，致使血管扩张充血，鼻子内部的血管很丰富，血管壁也较薄，很容易出现鼻出血。

准妈妈鼻出血，一般不用止血药，可采用以下方法。

坐下或躺下，抬头，用手局部捏住鼻子，然后将蘸冷水的药棉或纸巾塞入鼻孔内止血。

如果不能在短时间内止住流血，可以在额头上敷上冷毛巾，并用手轻轻地拍额头，减缓血流的速度。

鼻血止住后，鼻孔中多有凝血块，不要急于弄出，尽量避免用力打喷嚏和用力揉，防止再出血。

出血量大时应到耳鼻喉科就诊。

不要抠鼻子或使劲揉鼻子。如果天气干燥，准妈妈应多吃苹果、梨、西瓜等水果，少食辛辣食物，保持大便通畅。也可每天用温热水泡脚，凉水洗脸，预防鼻出血。

睡眠质量下降怎么办

给自己营造睡眠气氛。不在卧室内办公，不要在床上打电话、看电视或进行其他活动，只把床当成一个睡眠的场所。

改正睡眠姿势。孕期最好的睡觉姿势是侧卧，左侧卧尤佳，这种姿势可以令更多的血液和养分送达胎盘，并且保持腿和膝盖弯曲，可以在两腿之间垫一个枕头。避免仰睡或俯睡。但也不能过度强调侧卧，导致长期压迫疼痛。

临睡前不要看刺激性强的图书或电视节目，睡前半小时内要避免过分劳心或劳力的工作。临睡前听听轻音乐，有助于睡眠。

保证规律的作息，最好能做到定时入睡，建立身体生物钟的正常节律。建议准妈妈每天晚上保证在 11 点之前进入睡眠。

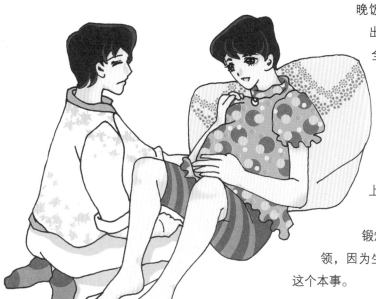

控制午睡时间，如果午睡时间太长，晚上反而会睡不着。午睡时间不超过 1 小时。不要过早上床，以免加重心理压力。

晚饭后可以跟准爸爸一起出门散步 15 分钟，完全放松身心。

睡前用温热水浸泡双脚，大约 20 分钟，可以帮助尽快入睡。

睡前 2 小时内少喝水，避免夜间频繁上厕所。

白天适度运动。

锻炼起夜后再次入睡的本领，因为生宝宝之后喂奶也需要这个本事。

左侧卧位是最佳睡眠姿势

左侧卧位可减轻子宫对下腔静脉的压迫，增加回到心脏的血流量，可使肾脏血流量增多，尿量增加。另外，由于妊娠子宫大多向右旋转，左侧卧位可改善子宫血管的扭曲，改善胎宝宝的脑组织的血液供给，有利于胎宝宝的生长发育。睡觉时上面的腿向前弯曲接触到床，这样腹部也能贴到床面，感觉稳定、舒适。

准妈妈若是一直坚持左侧睡容易压迫左腿发麻并疼痛难忍，无法入睡，可偶尔变换一下睡姿，选择右侧卧位，这样准妈妈可以舒服些。

孕事叮咛

准妈妈在睡觉时恰当利用靠枕，可减轻睡眠不适。如腹部稍有隆起时，身边放一个长形抱枕，以方便倚靠，将抱枕夹在两腿之间会更舒服。腿部水肿时，侧卧后在脚下放一个松软的枕头，稍微抬高双脚，可以改善脚部的血液循环。也可以买孕妇睡觉专用的 U 形枕。

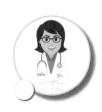

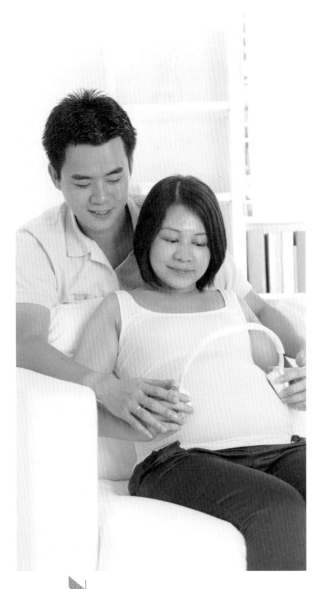

正确的走姿

抬头，伸直脖子，挺直后背，绷紧臀部，使身体重心稍有前移，保持全身平衡地向前行走，眼睛既能远眺前方又能平视脚前。这样一步一步踩实了再往前走，既可防止摔跤，又能轻松不累。

在上楼梯时，应按照先脚尖、后脚跟的顺序，将一只脚置于台阶上，同时挺直腰部，将重心前移，用后脚向前推进。

正确的站姿

站立时放松肩部，两脚稍微分开，距离略小于肩宽，双脚平直。这样站立，身体重心落在两脚之中，不易疲劳。

如长时间站立时，则将两脚一前一后站立，并每隔几分钟变换前后位置，使体重落在伸出的前腿上，这也可以减少疲劳。

正确的坐姿

深座椅中，后背笔直靠椅背，股和膝关节成直角，大腿呈水平位。这样可以减轻长时间坐姿带来的疲劳感。

孕事叮咛

当准妈妈从地面捡东西时，不要直接弯腰，以免压迫腹部。正确的姿势应该是先屈膝，然后落腰下蹲，将东西捡起。放东西在地上时也一样，先屈膝，然后落腰下蹲，放下东西后，双手扶腿慢慢起立。

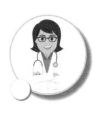

短途旅游给生活加点料

孕6月的时候，胎宝宝情况稳定，可以安排适当的短途旅行。

· 运动量不要太大或太剧烈

· 随身携带药品

· 制订合理的旅行计划

· 出现阴道出血、腹痛、腹胀等，应立即就医

· 途中要有人全程陪同

妈妈好心情，胎宝宝能感受

准妈妈的情绪对胎宝宝的影响极为重要。

准妈妈的焦虑、恐惧和不安所引起的一系列生理变化，会影响胎宝宝的生活环境，导致母体对胎宝宝的供养减少，使胎宝宝也处于不安与恐惧之中。

准妈妈发怒时，大声哭叫能引起胎宝宝不安和恐惧，而且发怒时体内分泌大量去甲肾上腺素，使血压上升，胎盘血管收缩，引起胎宝宝一过性缺氧，从而影响身心健康。

闯关技能——长胎不长肉的营养补充

合理进行营养规划

每天摄入 1000 毫克钙

补充钙质应以食补为主，如果缺钙严重，要在医生指导下补充钙剂。可以多吃豆制品。一般来讲摄取 100 克左右的豆制品，就可摄取到 100 毫克的钙；乳酪也是不错的补钙食品，富含蛋白质、钙和磷，而且营养的吸收率可达 96%。

注意补铁

多吃富含铁质的食物，如瘦肉、鸡蛋、动物肝、鱼、含铁较多的蔬菜及强化铁质的谷类食品，如有必要，也可在医生的指导下补充铁剂。还应注意多吃一些含维生素 C 较多的食品，以帮助身体吸收更多的铁质。

素食妈妈要增加蛋白质的摄入

世界卫生组织建议，孕中期的准妈妈每日优质蛋白质应比孕前增加 9 克（相当于牛奶 300 毫升、鸡蛋 2 个或瘦肉 50 克）。如果准妈妈在孕期一直以植物性食品为主，则每日应增加蛋白质 15 克（相当于干黄豆 40 克或豆腐 200 克或豆腐干 75 克或主食 200 克）。

控制糖类食品的摄入

注意不要摄入过多蔗糖、果糖、葡萄糖等，注意能量平衡，以免引发妊娠糖尿病。

多吃润肠通便的食物	这个时期的准妈妈很容易被便秘所困扰，多吃一些润肠通便的食品，如各种粗粮、蔬菜、黑芝麻、香蕉、蜂蜜等。也应该注意适当运动，促进肠蠕动，利于消化。不要自己随便服用泻药。
少吃辛辣食物	香辛性的食物佐料如辣椒、花椒、胡椒、小茴香、八角、桂皮、五香粉等，容易消耗肠道水分，使胃肠分泌减少，造成便秘。

妊娠糖尿病的准妈妈该怎么吃

少吃多餐

为维持血糖值平稳及避免酮血症发生，餐次的分配非常重要。一次进食大量食物会造成血糖快速上升，且母体空腹太久时，容易产生酮体。而且糖尿病准妈妈可能会有"加速饥饿状态"，也就是说每顿吃不多，但是容易饿的情况，所以更强调少量多餐，每天吃 4 ~ 6 顿比较好。

注重蛋白质摄取

如果在孕前已摄取足够营养，则孕早期不需增加蛋白质摄取量，孕中期、孕晚期每

天需增加蛋白质的量各为 9 克、12 克，主要来自蛋、牛奶、深红色肉类、鱼类、豆浆及豆腐等豆制品。最好每天喝两杯牛奶，但千万不可以把牛奶当水喝，以免血糖过高。

烹调用油以植物油为主，减少油炸、油煎、油酥的食物以及动物的皮、肥肉等。

多摄取食物纤维

如以糙米或五谷米饭取代白米饭、增加蔬菜的摄取量、吃新鲜水果而勿喝果汁等，有助于血糖的控制，也容易有饱腹感。但千万不可无限量地吃水果。

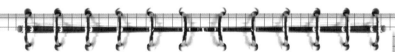

QA 闯关经验值积累—— 孕事问与答

问：准妈妈为什么不能多吃调味品？

答：怀孕后吃小茴香、大茴香、花椒、桂皮、辣椒、五香粉等热性香料，以及油炸、炒等热性食物，容易消耗肠道水分，使胃肠腺体分泌减少，造成便秘。发生便秘后，准妈妈用力排便，令腹压增大，压迫子宫内胎宝宝，易造成胎动不安、胎宝宝发育畸形、胎膜早破、自然流产、早产等不良后果。

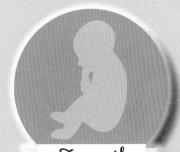

7 month

第 8 关　怀孕第7个月（25～28周）

一个精子和一枚卵子发生了一次浪漫的邂逅，生命的奇迹就此拉开帷幕。

准妈妈和胎宝宝的发育变化

第8关

准妈妈的变化

腹部继续增大，变得越来越臃肿，低着头可能都看不到自己的脚了。

28 周末，子宫底已达到脐上三横指。

妊娠纹、妊娠斑、身体水肿、小腿抽筋等会随之而来或加重。

会觉得心神不安，睡眠不好，经常做一些记忆清晰的噩梦。

睡觉时最好采取侧卧的姿势。

胎宝宝的发育

长出了头发，听觉神经系统几乎发育完全，眼睛能够开闭自如。

几乎接近成人脑，大脑活动非常活跃，开始练习发出命令来控制全身功能的运作和身体的活动等，甚至有了浅浅的记忆。

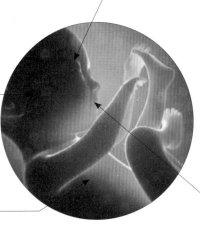

内脏系统构造几乎与成人无异，有了呼吸，虽然肺部尚未发育完全，但是胎宝宝如果在 28 周左右出生，可以依靠呼吸机辅助呼吸，逐渐学会自主呼吸，存活的概率非常高。

皮下脂肪仍然很少，皮肤上的皱纹还存在。

到 28 周末，胎儿身长约 35 厘米，顶臀长 25 厘米，体重约 1000 克。

羊水的正常指标是多少

羊水指数

正常范围：5~25 厘米

≥25 厘米：羊水过多

≤5 厘米：羊水过少

如何测量羊水

医院大多是通过 B 超来了解羊水量的状况，用羊水指数法来确定羊水量是否正常。做 B 超时，以准妈妈的脐部为中心，分上、下、左、右 4 个区域，将 4 个区域的羊水深度相加，得到的数值就是羊水指数。

羊水过多或者过少怎么办

1. 羊水过多时，要注意休息，少吃盐，并在医生的指导下服用健脾利水、温阳化气的中药。

2. 羊水过少的准妈妈要加强产检，孕 37 周后至孕 40 周前计划分娩，降低羊水过少的发生率。

缓解孕期痔疮的方法

多饮水。晨起后空腹喝一杯淡盐水有助于排便。要养成每天定时排便的良好习惯。排便后，最好能用温水坐浴，以促进肛门局部血液循环。

多吃富含纤维素的新鲜蔬菜。可多吃韭菜、芹菜、青菜等，不要吃刺激性的调味品，如辣椒、胡椒、姜、蒜等。

不要久坐，尤其是不要长时间坐沙发。因为沙发质地软，久坐会加剧瘀血程度，造成血液回流困难，诱发痔疮或加重痔疮。

提肛运动。每天有意识地做 3 ~ 5 组提肛，每组 30 下。具体步骤：思想集中，并拢大腿，吸气时收缩肛门括约肌；呼气时放松肛门。

减轻孕期水肿的生活习惯

1. 保持侧卧睡眠姿势，并保证充分的休息。准妈妈在睡前或午休时把双腿抬高 15 ~ 20 分钟，可以起到加速血液回流、减轻静脉内压的双重作用，不仅能缓解孕期水肿，还可以预防下肢静脉曲张等疾病的发生。

2. 不要穿过紧的衣服。宽松的衣服可以保证血液循环畅通、气息顺畅。

3. 避免久坐久站，经常改换坐立姿势。步行时间不要太久；坐着时应放个小凳子

准妈妈会经常感觉腹胀

随着胎宝宝不断成长，逐渐增大的子宫自然会压迫到准妈妈的胃肠道，除了会将胃稍微往上推外，肠道也会被推挤至上方或两侧，胃肠受到压迫，便会影响其中内容物及气体的正常排解，从而引起腹胀。

腹胀所伴随的食欲不振、便秘以及因其对准妈妈造成心理压力而导致的不易入眠、作息失调等，都不可小觑。如果腹胀达到难以忍受的程度，最好去医院检查。

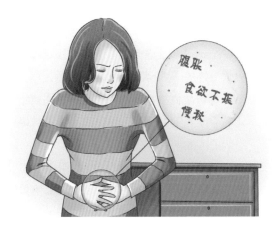

搁脚，促进腿部的血液循环，每半小时就要站起来走一走；站立一段时间之后应适当坐下休息。

4. 适当运动，如散步、游泳等都有利于小腿肌肉的收缩，使静脉血顺利地返回心脏，减轻水肿。

5. 选择的鞋要合脚。

孕事叮咛

职场准妈妈坐在办公桌前工作时，可以将双脚脚尖跷起来，然后上下或左右颤动双腿，这种方法也可以在一定程度上加速血液循环。

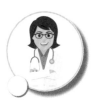

可减轻分娩疼痛的拉梅兹呼吸法

拉梅兹分娩呼吸法也被称为心理预防式的分娩准备法，是由法国医生拉梅兹（Lamaze）博士首创的。这种分娩呼吸法强调分娩是一种正常、自然、健康的过程。

练习拉梅兹呼吸法可使准妈妈在情绪上、心理上及生理上都有所准备，从而减轻分娩的疼痛。

拉梅兹呼吸法主要通过对神经肌肉控制、产前体操及呼吸技巧训练的学习过程，有效地让准妈妈在分娩时将注意力集中在对自己呼吸控制上，从而转移疼痛，适度放松肌肉，能充满信心地在分娩过程发生产痛时保持镇定，以达到加快产程并让胎宝宝顺利出生的目的。

采用拉梅兹呼吸法时，最重要的是准妈妈充分了解分娩过程中自身的身体变化及胎宝宝的状态，这样才能使拉梅兹分娩呼吸法发挥最大作用。

阶段一：胸部呼吸法

应用阶段：应用于分娩开始的阶段。此时宫颈开 3 厘米左右，准妈妈可以通过这种呼吸方式准确地给家人或医生反映有关宫缩的情况。

呼吸指导：准妈妈可以学习由鼻子深深吸一口气，随着子宫收缩就开始吸气、吐气，反复进行，直到阵痛停止才恢复正常呼吸。

阶段二：嘻嘻轻浅呼吸法

应用阶段：应用于胎宝宝一面转动，一面慢慢由产道下来的时候（子宫颈开 7 厘米以前）。

呼吸指导：首先让自己的身体完全放松，眼睛注视着同一点。然后用嘴吸入一小口空气，保持轻浅呼吸，让吸入及吐出的气量相等，呼吸完全用嘴呼吸，保持呼吸高位在喉咙，就像发出"嘻嘻"的声音。当子宫收缩强烈时，需要加快呼吸，反之就减慢。

练习时由连续 20 秒慢慢加长，直至一次呼吸练习能达到 60 秒。

如何练习拉梅兹呼吸法

在客厅地板上铺一条毯子或在床上练习，室内可以播放一些优美的胎教音乐，准妈妈可以选择盘腿而坐，在音乐声中，准妈妈首先让自己的身体完全放松，眼睛注视着同一点，然后开始拉梅兹呼吸法练习。

③

阶段三：喘息呼吸法

应用阶段：子宫开至7～10厘米时，准妈妈会感觉到子宫每60～90秒钟就会收缩一次，这已经到了产程最激烈、最难控制的阶段了。

呼吸指导：先将空气排出后，深吸一口气，接着快速做4～6次的短呼气，感觉就像在吹气球，比嘻嘻轻浅式呼吸还要更浅，也可以根据子宫收缩的程度调解速度。

练习时由一次呼吸练习持续45秒慢慢加长至一次呼吸练习能达90秒。

④

阶段四：用力推

应用阶段：此时宫颈全开了，助产士要求准妈妈在即将看到胎宝宝头部时，用力将胎宝宝娩出。准妈妈此时要长长吸一口气，然后憋气，马上用力。

呼吸指导：下巴前缩，略抬头，用力使肺部的空气压向下腹部，完全放松骨盆肌肉。需要换气时，保持原有姿势，马上把气呼出，同时马上吸满一口气，继续憋气和用力，直到胎宝宝娩出。当胎头已娩出产道时，准妈妈可使用短促的呼吸来减缓疼痛。

每次练习时，至少要持续60秒用力。

⑤

阶段五：哈气呼吸法

应用阶段：第二产程的最后阶段。此时准妈妈想用力将胎宝宝从产道送出，但是医生却要求准妈妈不要用力，以免发生阴道撕裂，等待胎宝宝自己挤出来。这一阶段准妈妈可以用哈气法呼吸。

呼吸指导：阵痛开始，先深吸一口气，接着短而有力地哈气，如浅吐1、2、3、4，接着大大地吐出所有的"气"，就像在吹一样很费劲的东西。

练习时每次呼吸需达90秒。

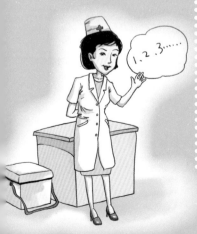

闯关技能——长胎不长肉的营养补充

合理进行营养规划

保证营养更充分并均衡

胎宝宝进入了快速生长期，准妈妈应在前期基础上，适当增加热能、蛋白质和必需脂肪酸的摄入量，适当限制碳水化合物和脂肪的摄入。

多吃谷物、豆类

如全麦食品、豆类食品、粗粮等，这类食物富含食物纤维、B 族维生素，对胎宝宝大脑的生长发育有重要作用。

多吃有利水作用的食物

为了预防下肢水肿，准妈妈还可以多吃鲤鱼、鲫鱼、黑豆、冬瓜等有利水作用的食品，以便缓解水肿症状。

粗细搭配控制体重

如果现在体重增加较快，可以用玉米、土豆、白薯、山药、南瓜、板栗、莲藕代替白米、白面作为主食。反之，可以多吃一些米、面、巧克力、甜点及核桃、松子、瓜子、肉类等食物。

孕事叮咛

罐头食品在制作过程中都会加入一定量的添加剂，如人工合成色素、香精、防腐剂等，这些添加剂对胎宝宝的健康不利。

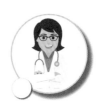

各种米搭配吃营养好

　　不同的米营养价值不相同，准妈妈在日常饮食中，可以根据自己的身体情况选择米类，最好是能够将各种米搭配来食用。

糯米

糯米含有蛋白质、脂肪、糖类、钙、磷、铁、维生素 B_2、淀粉等营养成分，但不好消化，不宜食之过量，脾胃虚弱的准妈妈尤其要注意。

粳米

粳米就是普通大米，含有人体必需的淀粉、蛋白质、脂肪、维生素 B_1、烟酸、维生素C及钙、铁等营养成分，可以提供人体所需的营养、热量。

黑米

黑米含有蛋白质、脂肪、B族维生素、钙、磷、铁、锌等物质，能明显提高人体血红蛋白的含量，有利于心血管系统的保健，有利于胎宝宝骨骼和大脑的发育。

糙米

糙米蛋白质、脂肪、维生素含量都比精白米多，有助于胃肠蠕动，血糖指数低，适合患糖尿病、便秘或者痔疮疾病和肥胖的准妈妈食用。

小米

小米富含蛋白质、脂肪、糖类、维生素 B_2、烟酸和钙、磷、铁等营养成分，易被人体消化吸收，适合脾胃虚弱、体虚、食欲不振的准妈妈食用。

营养素补充剂不能代替正常饮食

　　有的准妈妈因为担心吃得太多，引起肥胖，从而不利于分娩和产后恢复，会选用各种营养补充剂来补充胎宝宝发育所需的营养，这种做法是错误的。

　　无论营养素补充剂的营养价值如何，它永远都无法取代天然食物，在两者都可以使用的情况下，应优先选择天然食物。

　　只在医生建议开具处方下服用营养补充剂，而且营养补充剂可能会对人体产生一些不良反应，比如，吃铁剂容易引起便秘、食欲不佳等。

　　合理的饮食结构和适当的运动才是控制体重的最佳手段。

半夜腿抽筋是否因为缺钙

如果确定是缺钙，准妈妈应该加强补钙，多吃牛奶、豆类及豆制品、坚果类、芝麻、虾皮等富含钙质的食物。还要注意在饮食中补充维生素 D，多晒太阳，从而促进对钙的吸收和利用。缺钙严重的准妈妈则需到医院治疗，补充钙剂。

> 缺乏钙、镁等矿物质。这一时期胎宝宝对钙的需求量迅速增加，如果准妈妈没有摄入充足的钙，胎宝宝就会从准妈妈的骨骼中吸收钙质，使血液中的钙水平下降，神经、肌肉的兴奋性增加，引起腓肠肌痉挛（小腿抽筋）。

> 孕期体重逐渐增加，双腿负担加重，腿部的肌肉经常处于疲劳状态，夜间血钙水平比日间要低，所以小腿抽筋常常在夜里发作。

> 与腹部增大有关，增大的子宫压迫到了通向腿部的主要血管，导致下半身的供血量减少，这也可能引起小腿抽筋。

注意及时补铁

随着胎宝宝不断生长发育的需要，准妈妈自身血容量的不断增加，对铁的需求量日渐增加。为了避免出现缺铁性贫血，准妈妈应注意及时补充铁质。

多吃富含铁的食物

适当多吃瘦肉、家禽、动物肝及血（鸭血、猪血）、蛋类等富含铁的食物。豆制品含铁量也较多，肠道的吸收率也较高。主食多吃面食，面食较大米含铁多，肠道吸收率也比大米好。

多吃有助于铁吸收的食物

水果和蔬菜不仅能够补铁，所含的维生素 C 还可以促进铁在肠道的吸收。

正确选择补铁剂

如果准妈妈贫血比较严重，就需要在专业医生的指导下服用补铁剂了。准妈妈最好选择硫酸亚铁、碳酸亚铁、富马酸亚铁、葡萄糖酸亚铁，这些铁剂属二价铁，容易被人体吸收。

铁剂对胃肠道有刺激作用，常引起恶心、呕吐、腹痛等，应在饭后服用为宜。多糖铁复合物可以降低不良反应，可试着换药。反应严重者可停服数天后，再由小量开始，直至所需剂量。若仍不能耐受，可改用注射剂。

蹬直小腿、绷紧肌肉或局部按摩小腿肌肉，可以缓解疼痛甚至使疼痛立即消失。如果准妈妈经常肌肉疼痛，或者腿部肿胀或触痛，应该去医院检查，因为这可能是下肢静脉血栓的征兆。

准妈妈吃红枣有好处

红枣含有丰富的营养物质和多种微量元素。红枣中含有的维生素 C 比苹果、梨、葡萄、桃、柑橘、橙、柠檬等水果均高，还含有维生素 A、B 族维生素和黄酮类物质环磷酸腺苷、环磷酸鸟苷等，故红枣又有"天然维生素"的美誉，对于准妈妈补充营养及胎宝宝生长发育都有很大的帮助，但要控制总量，每天 3~4 个即可。

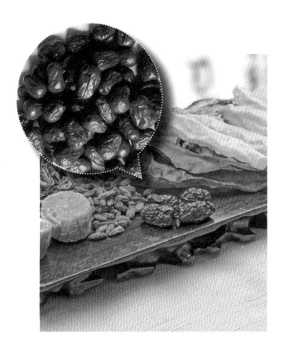

孕期水肿怎么吃

约有 75% 的准妈妈在怀孕期间或多或少会有水肿情形发生。孕期出现水肿的时候，除了正常饮水外，还要吃一些利水消肿的食物并控制钠盐的摄入量。

不要因为水肿减少饮水量

准妈妈每天大约需要摄入 2000 毫升的水。大多数孕期水肿可不是因为准妈妈水喝多了。

适量吃些利水消肿的食物

常见的利尿消肿食物有芦笋、大蒜、南瓜、冬瓜、菠萝、葡萄、绿豆等。

控制盐的摄入量

由于钠摄入过量会加重水肿，建议准妈妈控制好食盐的摄入量，不要吃过咸的食物，改吃清淡的食物。孕中、晚期每日的食盐量控制在 6 克（相当于装满一啤酒瓶盖的量）以内即可。

少吃或不吃难消化和易胀气的食物。油炸的糯米糕、白薯、洋葱、土豆等难消化且易引起腹胀，使血液回流不畅，加重水肿。

便秘该怎么吃

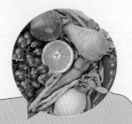

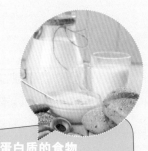

含粗纤维较多的食物

各种粗粮、蔬菜、水果等，如番薯、小麦、玉米、大豆、竹笋、青菜、菠菜、芹菜、茭白等。

含蛋白质的食物

准妈妈可以适当摄入优质高蛋白质的食物（如瘦牛肉、瘦猪肉、蛋白粉、酸奶等），尤其是富含双歧杆菌等益生菌的酸奶，可改善胃肠内菌群，抑制腐败细菌的繁殖，使肠内环境干净。

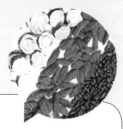

含有丰富脂肪的食物

主要有核桃仁、黑芝麻、花生仁、芝麻油等。

含有大量水分的食物

如黄瓜、西红柿、鸭梨等，这些食物可补充肠道内的水分，增加粪便的含水量，增加其柔软程度，有利于粪便的顺利排出。

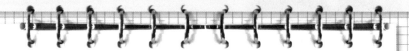

QA 闯关经验值积累—— 孕事问与答

问：孕晚期出现严重便秘，需要去医院吗？

答：孕晚期的准妈妈活动减少，胃肠的蠕动也相对减少，食物残渣在肠内停留时间长，就会造成便秘，甚至引起痔疮。便秘如果严重的话，要去医院诊治。

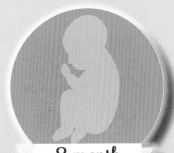

8 month

第9关 怀孕第8个月（29～32周）

一个精子和一枚卵子发生了一次浪漫的邂逅，生命的奇迹就此拉开帷幕。

准妈妈和胎宝宝的发育变化

准妈妈的变化

身体越发沉重，会明显感觉到子宫顶到了胃部，食欲减弱。

肚子偶尔会一阵阵地发硬、发紧，有类似月经来时的疼痛感，也可能没有任何疼痛，间隔的时间不等，可能十多分钟 1 次，也可能一个小时 1 次，没有规律性，这是假宫缩，属正常现象。如果宫缩频繁，有可能是早产征兆，要赶快去医院检查。

时时觉得喘不上气，这是因为子宫底上升，压迫了肺部，胎宝宝也需要妈妈来供氧，可谓是"一人吸、两人呼"。

子宫底达到脐与剑突之间，子宫内狭小的空间让胎宝宝的动作减少。

胎宝宝的发育

男宝宝的睾丸还没有进入阴囊，开始沿着腹股沟向阴囊下降。女宝宝的阴蒂突出，覆盖阴蒂的小阴唇还没有最后形成。

身长的增长减慢，体重迅速增加，皮下脂肪更加厚实，胎毛开始脱落，整个身体光润、饱满了许多，皮肤也不再皱皱巴巴。

主要的内脏器官基本已经发育完全，基本具备呼吸能力，现在出生可以建立自主呼吸。

大脑发育仍然迅速，大脑反应更快，控制能力有所提高，能够熟练地把头从一侧转到另一侧，眼睛也是想睁开就睁开，想闭上就闭上，能够分辨明暗，能够感觉外界刺激，能区分黑夜和白天。

骨骼和关节很发达了，免疫系统有了相应的发育。

到 32 周末，胎宝宝身长约 40 厘米，体重约 1700 克。

必闯关——第9关

可能出现的情况及应对

从现在开始每 2 周进行一次产检

从本孕月开始，准妈妈产检间隔时间缩短了，从原来孕中期的每 4 周 1 次，增加到每 2 周检查 1 次。

产检的常规内容没有明显的变化，最主要的是增加了骨盆测量、胎心监护和胎位检查的项目。

由于大部分的妊娠高血压疾病在孕期 28 周以后发生，所以，孕晚期准妈妈的重点检查项目有血压、尿蛋白、尿糖、心电图、肝胆 B 超等。

胎位不正暂不需要矫正

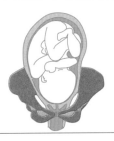

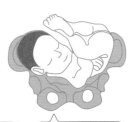

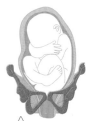

正常胎位: 正常的胎位应为胎体纵轴与母体纵轴平行，胎头在骨盆入口处，并俯屈，颏部贴近胸壁，脊柱略前弯，四肢屈曲交叉于胸腹前，整个胎体呈椭圆形，称为头位。除此外，其余的胎位均为胎位异常。

横位: 胎体纵轴与母体纵轴垂直。

臀位: 胎宝宝臀部在骨盆入口处。

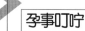
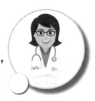

胎位不正还有斜位、枕后位、颜面位等。胎位不正时，可顺其自然，不要强行矫正，到分娩时，如果还没转正，医生会根据情况采取措施。

为什么会发生脐带绕颈

胎宝宝在妈妈的腹中可不那么老实，在空间并不大的子宫内，胎宝宝会翻滚打转，经常活动。有的胎宝宝动作比较轻柔，有的胎宝宝特别喜爱运动，动作幅度较大时有可能会发生脐带缠绕。

脐带绕颈不用过分担心

胎宝宝是非常聪明的，当他感到不适时，会采取主动方式摆脱窘境。脐带缠绕较紧时，他就会向别的方向运动，寻找舒适的位置，左动动、右动动，当他转回来时，脐带缠绕就自然解除了。当然，如果脐带绕颈圈数较多，胎宝宝自己运动出来的机会就会少一些。

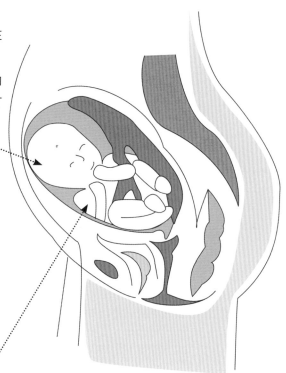

如何及时发现脐带缠绕

1. 孕期检查发现胎位经常变化，即头位或臀位经常转换时，应该警惕脐带缠绕。

2. 若脐带缠绕过紧，会导致宝宝缺氧，而宝宝缺氧最早期的表现是胎动异常，即胎动会明显减少或异常增加。

孕晚期若脐带有多处缠绕，胎宝宝就会非常危险。缠绕较紧会影响脐带血流通过，进而影响到胎宝宝体内氧气和二氧化碳的代谢，使胎心率减慢、胎宝宝缺氧。

孕晚期注意保护腰部

1. 双手扶椅背，在慢慢吸气的同时使身体的重心集中在双手上，脚尖立起，抬高身体，腰部挺直，使下腹部靠住椅背，然后慢慢呼气，手臂放松，脚还原。每日早晚各做5 ~ 6次，可减少腰部的酸痛。

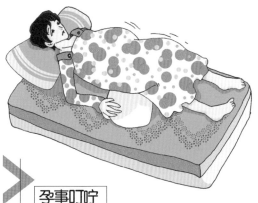

2. 仰卧，双腿弯曲，脚平放床上，利用脚和臂的力量轻轻抬高背部，可以减轻怀孕时腰酸背痛。怀孕6个月后开始做，每日5 ~ 6次。

3. 仰卧，双膝弯曲，双手抱住膝关节下缘，头向前伸贴近胸口，使脊柱、背部及臂部肌肉呈弓形，伸展脊椎后放松，怀孕4个月后开始做，每天练数次。

4. 双膝平跪床上，双臂沿肩部垂直支撑上身，利用背部与腹部的摆动活动腰背部肌肉。在怀孕6个月后开始做，可放松腰背肌肉。

> **孕事叮咛**
>
> 腰部是承受胎宝宝力量的主要支柱，特别是准妈妈在怀孕后期，体重增加快速，再加上胎宝宝的重量，对腰部和膝关节都会造成不小的负担，因此准妈妈在孕期要特别注意保护好腰，以免引起腰部酸痛。

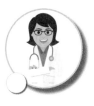

怎样减少背痛

1. 不要站立太久、长时间走路或提重物。需要长时间站立或走路的准妈妈可使用托腹带。

2. 变动姿势时，最好能用双手支撑，减轻腰部的负荷。特别注意不要立即站起来，避免受伤。

3. 不要穿高跟鞋，以减轻脊柱的负担。

4. 站立时不要提太重的物品。

5. 尽量不爬楼梯。

6. 要捡起东西的时候尽量弯曲膝盖蹲下来而不是弯腰去捡。

> **孕事叮咛**
>
> 维持一个姿势超过20分钟肌肉就会开始紧绷，因此，无论是什么姿势，维持太久都不好，而且不正确的姿势会加剧腰酸背痛，所以保持正确的姿势对准妈妈而言相当重要。

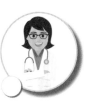

小运动助准妈妈缓解腰背酸痛

贴墙运动

　　将背靠在墙上，再缓慢而舒适地滑下，直到膝部弯曲达 90°为止。每天早晚各做 5 ~ 6 次，可改善腰酸背痛。准妈妈在做这项运动的时候身边最好能有人照顾。

骨盆与背部摇摆运动

　　平躺仰卧，双腿弯曲，双足平放，利用足部与肩部的力量轻轻抬高臀部与背部，如此一上一下反复运动。每天 5 ~ 6 次，每次 5 个回合。

腰部运动

　　站在椅背后，手扶椅背，双脚分开与肩同宽，慢慢吸气，同时手臂用力使身体重心集中于椅背上，脚尖着地，脚跟抬高，腰部挺直，使下腹部紧靠椅背，然后慢慢吐（呼）气，手臂放松，恢复原来的姿势。每天早晚各做 5 ~ 6 次。需要注意的是，在这个过程中椅子一定要保证稳固。

孕期托腹带有哪些作用

从下腹托起增大的子宫

　　托腹带具有帮助准妈妈托起腹部的功效，可以从下腹部微微倾斜地托起增大的腹部，还可以起到保护胎宝宝的作用。

缓解腰部酸痛

　　随着子宫的不断增大，准妈妈的脊椎会

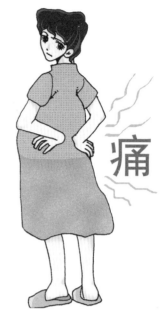

痛

承受越来越重的压力，会被腰酸背痛困扰。而托腹带通过对腹部的托举可以对准妈妈的背部起到支撑的作用。

防止腹部受寒

　　妈妈十分怕凉，可以选择高腰的或者具有保暖功能的托腹带。

准妈妈何时使用托腹带

　　1. 胎位为臀位，经医生做外倒转术转为头位后，为防止其又回到原来的臀位，可以用托腹带来控制。

　　2. 连接骨盆的各条韧带发生松弛性疼痛的准妈妈。

　　3. 多胞胎或者胎宝宝过大，站立时腹壁下垂比较剧烈的准妈妈。

　　4. 有过生育史，腹壁非常松弛，成为悬垂腹的准妈妈。

孕事叮咛

　　选择托腹带时应选用方便穿戴及拆下、透气性强的托。还要考虑托腹带的伸缩性是否强，这样才可以托起增大的腹部，减轻腰部的压力。

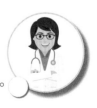

孕晚期为什么容易发生静脉曲张

妊娠后增大的子宫压迫盆腔的血管，尤其是处在大腿根部附近的髂总静脉受压更大，所以引起腿部、外阴部血液回流障碍，血液积聚在所属部位的某些静脉分支内，致使血管扩张、弯曲，像蚯蚓一样的"青筋"，医学上称之为静脉曲张。

轻度静脉曲张不会引起任何症状，当其加重时，会出现沉重感和疲劳感。静脉曲张扩大后，管壁变薄，容易破裂出血，造成下肢水肿、酸胀。

孕事叮咛

如果准妈妈经过休息后，症状没有减轻，就应该及时就医。一般情况下静脉曲张会在分娩后自行消退，若产后症状仍没有缓解，可采用手术治疗。

孕晚期防治静脉曲张

控制体重：体重增加控制在 11.25 ～ 15.25 千克。

每天做适度温和的运动，如慢走、游泳。

不要提重物。

不要穿紧身衣服。

避免高温。

尽量避免长期坐姿、站姿或双腿交叉压迫。

睡觉时尽量左侧卧睡。

孕晚期要避免性生活

这一段时间是胎宝宝发育的最后关键阶段，胎宝宝生长迅速，子宫增大很明显，对任何外来刺激都非常敏感，而且此时胎膜里的羊水量也日渐增多，张力随之加大，在性生活中稍有不慎即可导致胎膜早破，使胎宝宝的生活环境发生变化，可能引起胎宝宝宫内缺氧，引起早产。

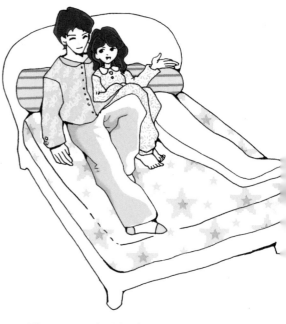

如何选用医用弹力袜

选择合适的弹力袜

穿上后感觉踝部压力最大，小腿次之，膝以上最小，并且不影响膝关节活动，坐下或下蹲时不会起褶，舒适贴身。如果穿上弹力袜后感觉整个袜子的压力基本一致，则为不合适，其弊大于利，不仅不会改善血液循环，反而会阻碍血运。

根据病变部位选择袜子的长短

由于妊娠期静脉曲张病变多局限于小腿及踝部，所以一般选择膝长型的袜子即可达到治疗目的，个别累及大腿静脉的准妈妈可以选择腿长型弹力袜。

注意袜子弹力和压力的大小

妊娠中晚期为预防下肢静脉曲张应选择低压弹力袜（预防型 18 毫米汞柱），治疗则用中压（治疗型 20 ～ 30 毫米汞柱），不宜用高压型。

闯关技能——长胎不长肉的营养补充

合理进行营养规划

保证热量供给

这段时间正好是胎宝宝开始在肝脏和皮下储存糖原及脂肪的时候，准妈妈自身的基础代谢和胎宝宝的生长速度都达到最高峰，建议准妈妈少量多餐，保证热量供给。

每天摄入 1200 毫克钙

孕后期胎宝宝的骨骼、肌肉和肺部发育正日趋成熟，营养需求达到了最高峰，准妈妈需要摄入大量的蛋白质、维生素 C、叶酸、B 族维生素、铁质和钙质。

亚油酸

这段时间是大脑增生高峰，大脑皮层增生迅速，丰富的亚油酸可满足大脑发育所需。植物油、玉米、花生、芝麻等果实含亚油酸。

补充微量元素

海参、海米、海带、紫菜、海蜇等海产品含有丰富的微量元素。

如何留住鱼体内丰富的 DHA

脑黄金 DHA 对胎宝宝视觉、大脑活动都有极大影响，直接表现为胎宝宝出生后反应快、眼睛又黑又亮，不容易患弱视和近视。在孕晚期，是为胎宝宝补充 DHA 的良好时机，准妈妈可以抓住这样的机会，储备足够的脑黄金。

食用深海鱼

吃应季鱼

选对烹调方式，最好采用蒸、炖的烹调方式，做鱼的时候不要用玉米油及葵花子油

合理饮食避免巨大儿

一般新生儿正常体重为 3 ~ 3.3 千克，若超过 4 千克则为巨大儿。

孕晚期处于胎宝宝骨骼发育、皮下脂肪积贮、体重增加的阶段，准妈妈除摄取适当的碳水化合物、蛋白质类食物外，还可适当增加脂肪性食物。

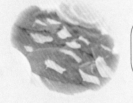

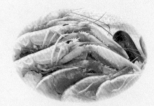

适当减少脂肪性食物

避免巨大儿

膳食品种多样化

尽可能食用天然的食品，少食高盐、高糖及刺激性食物，注意不要过多吃高糖的水果。

食欲过旺的准妈妈

选择黄瓜、西红柿等补充水分和维生素。

适度运动

钙、铁、磷等微量元素，优质蛋白质

肝、骨头汤和海带、紫菜、虾皮及鱼等海产品，每天 600 毫升牛奶，鸡蛋不超 2 个。

> ## 孕事叮咛
>
> 巨大儿会增加难产、产后出血的发生率，对于新生的宝宝而言，容易发生低血糖、红细胞增多等并发症，日后糖尿病、高血压、高血脂等疾病的患病率也会增加。

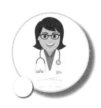

妊娠高血压疾病的准妈妈怎么吃

妊娠高血压疾病是一种非常常见、又严重影响母婴安全的孕期疾病，以高血压、水肿、蛋白尿为主要症状，严重时会出现抽搐、昏迷甚至死亡，医学上称为"子痫"，主要发生在怀孕 24 周以后，怀孕 32 周后是本病的高发期，患妊娠高血压疾病的准妈妈要注意以下饮食原则。

限盐

每日的食盐量应控制在 3 ~ 5 克（包括食盐和高盐食物，如咸肉、咸菜等）。小苏打、发酵粉、味精、酱油等也含有钠，要适当限制食用。

限水

包括茶水、汤汁，轻度患者可以自己掌握，尽量减少水分的摄入，中度患者每天饮水量不超过 1200 毫升，重度患者可按头一天尿量加上 500 毫升水计算饮水量。

补充维生素 C 和维生素 E

维生素 C 和维生素 E 能抑制血中脂质过氧化的作用，降低妊娠高血压疾病的发生。

注意补充钙、硒、锌

钙能使血压稳定或有所下降；硒可明显改善平均动脉压、蛋白尿、水肿症状，血液黏稠度也会降低，从而使妊娠高血压的发病率下降；锌能够增强妊娠高血压疾病患者身体的免疫力。

注意补充蛋白质

重度妊娠高血压疾病患者因尿中蛋白丢失过多，常有低蛋白血症。因此，应及时摄入优质蛋白，如牛奶、鱼虾、鸡蛋等，以保证胎宝宝的正常发育。每日补充的蛋白质量最高可达 100 克。

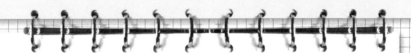

QA 闯关经验值积累—— 孕事问与答

问：准妈妈上火怎么吃？

答：上火的准妈妈可以多吃一些苦味食物，因为这些食物中含有生物碱、尿素类等苦味物质，具有解热祛暑、消除疲劳的作用。最佳的苦味食物首推苦瓜，不管是凉拌、炒还是煲汤，都能达到"去火"的目的。除了苦瓜，准妈妈还可以吃一些杏仁、苦菜、芥蓝等。

除了多吃苦味食物，准妈还要多吃甘甜爽口的新鲜水果和蔬菜。甘蓝菜、花椰菜和西瓜、苹果、葡萄等富含矿物质，钙、镁、钾的含量高，有宁神、降火的功效。

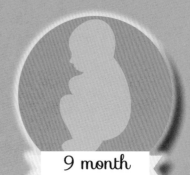

9 month

第**10**关 怀孕第9个月（33～36周）

一个精子和一枚卵子发生了一次浪漫的邂逅，生命的奇迹就此拉开帷幕。

准妈妈的变化

体重现在大约以每周 500 克的速度增长，增长的量大约有一半来自胎宝宝的体重增加。

随着胎头逐渐下降，胃部、肺部压力都会有所减轻，胃灼热、呼吸不畅的不适感觉正在好转。

尿频的症状又变得明显了，还可能感到骨盆和耻骨联合处酸疼不适（有的准妈妈还会感到手指和脚趾的关节胀痛），腰痛加重。

不规则的宫缩次数明显增多了，这是迫使胎宝宝胎头下降的手段。

脚、脸、手肿得比以前更厉害了，脚踝部更是肿得厉害，要及早发现并除外妊娠高血压疾病。

若是初产妇，到 36 周，胎宝宝头部有的已降入骨盆，紧压住子宫颈口，经产妇的胎宝宝入盆时间一般要晚一些，甚至有些产妇的胎宝宝在分娩前才入盆。

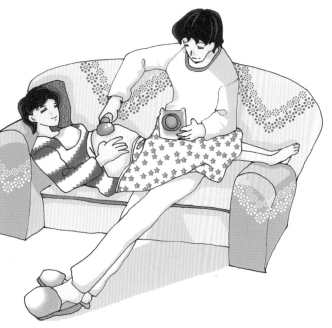

胎宝宝的发育

男宝宝的睾丸从腹腔降入了阴囊，也有的在出生当天或者更晚一些时候才让睾丸进入阴囊；女宝宝的阴唇已经明显隆起，左右紧贴，可以说胎宝宝的生殖器发育已接近成熟。

两个肾脏已经发育完全，肝脏能够代谢一些废物，神经系统和免疫系统仍然在发育——除了不会哭，从外形到各种能力基本和新生儿一样了。

胎宝宝的体重在继续增加，子宫里空间越来越小，还是会做吸吮手、睁眼闭眼等动作。

手指甲和趾甲长得盖住了手指头和脚指头，其尖端通常还没有超过手指头和脚指头。

大部分骨头在变硬，但是头骨还相当软，没有完全闭合，这有助于顺利通过相对狭窄的产道。

性急的胎宝宝头部开始降入骨盆，大多数都要在 36 周以后才会入盆。

覆盖全身的绒毛以及胎脂开始脱落，胎宝宝会和着羊水吞咽掉这些脱落的物质，皮肤变得细腻柔软。

到 36 周末，胎宝宝身长约 45 厘米，体重约 2500 克。

必闯关——可能出现的情况及应对

第10关

孕晚期感觉心慌气短的原因

血容量增加

妊娠晚期，准妈妈全身的血容量比未孕时增加40%～50%，心率每分钟增加10～15次，心脏的排出量增加了25%～30%，也就是说心脏的工作量比未孕时明显加大。

子宫体增大

由于妊娠晚期子宫体增大，上升推挤心脏向左上方移位，再加上准妈妈体重增加，新陈代谢旺盛，加重了心脏的负担，机体必须增加心率及心搏量来完成超额的工作。通过加深加快呼吸来增加肺的通气量，以获取更多的氧气和排出更多的二氧化碳。正常的心脏有一定的储备力，可以胜任所增加的负担。

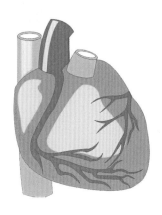

孕事叮咛

准妈妈一旦发生心慌气短，不必惊慌，休息一会儿即可缓解，也可侧卧静睡一会儿，注意不要仰卧，以防发生仰卧位低血压。

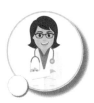

怎样预防胎膜早破

只有当宫缩真正开始，宫颈不断扩张，包裹在胎宝宝和羊水外面的胎膜才会在不断增加的压力下破裂，流出大量羊水，胎宝宝也将随之降生。提前破水是指还未真正开始分娩，胎膜就破了，阴道中的细菌会侵入子宫，给胎宝宝带来危险。

如何预防早期破水的发生

定期到医院接受产前检查。

注意孕期卫生，避免发生霉菌性阴道炎和其他妇科炎症。

怀孕最后一个月一定要禁止性生活。

注意保持膳食的平衡，保证充足的维生素C和维生素D的摄入，保持胎膜的韧度。

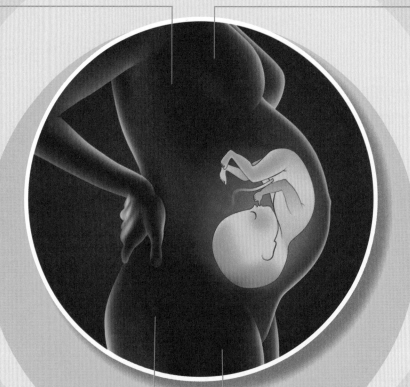

避免过度劳累和对腹部的冲撞。

如果是多胞胎，要多卧床休息。

怀孕期间如果分泌物比较多，有感染的现象，应该及时到医院就诊，接受治疗。

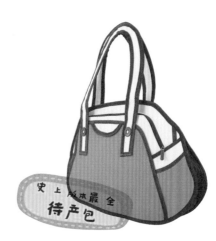

成功闯关锦囊——闯关技能

第10关

史上版本最全 待产包

提前准备待产包

准妈妈的待产包需要提前准备好，放在方便取用的地方，以便需入院时可随时取用。待产包里具体都要放哪些东西呢？

现金和证件。办住院手续时需要用的钱款，准爸爸和准妈妈的身份证、户口本，《母子健康手册》、病历本等。

日用、洗漱、卫生用品。饮水杯、饭盒、牙刷、牙膏、毛巾、脸盆、毛巾至少3条（洗脸、擦身、洗下身各1条）；脸盆至少2个，洗脸、擦身各1个；卫生巾1～2包。

衣物。2～3套睡衣，方便更换；拖鞋1双；舒适的帽子1顶；防溢乳垫3～5副；哺乳胸罩2～3个；一次性内裤1包。

食物。待产有时是漫长的，要准备些食物补充能量，可准备巧克力、果汁。

哺乳用品。吸奶器，奶瓶，奶粉，奶嘴，奶瓶消毒锅、消毒钳，宝宝专用电暖水壶。

新生儿用品。小衣服、小被子、小毛巾、纸尿裤、湿纸巾。

职场准妈妈请产假前要做的准备

确认工作代理人。在列出工作明细表后，与主管领导沟通，及早确定工作代理人。

进行工作交接。准妈妈要做的就是列出工作明细表，告知代理人工作中的重点及可能遇到的问题，并亲自做示范，让代理人了解你的工作脉络与流程，提前进入工作状态，这样也为自己提供了方便，

万一出现早产症状，就可轻松离开。

告知同事。在休产假前，让代理人同与工作有密切联系的同事熟悉，并告知同事，代理人将在产假期间接替你的工作。这样既方便了工作的开展，也让代理人觉得很温馨。一切安排妥当之后，准妈妈就可以放心回家待产了。

闯关技能——

长胎不长肉的营养补充

第10关

合理进行营养规划

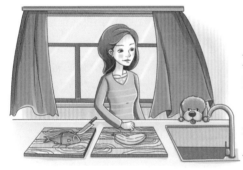

临近预产期，胎宝宝逐渐下降进入盆腔，腹部会更加膨大，消化功能也继续减退，更加容易引起便秘，因此，准妈妈要多吃些含纤维多的食品。

继续保持以前的良好饮食方式和饮食习惯。少吃多餐，注意饮食卫生，减少因吃太多或是饮食不洁等原因造成的肠胃道感染，避免给分娩带来不利影响。

胎宝宝偏小是因为营养不足吗

不能听到胎宝宝偏小就开始大补特补，胎宝宝偏小是产检中可能得出的一个判断。

胎宝宝偏小的时候，准妈妈可以先检查一下自己的体重和饮食结构，如果体重增加正常，没有明显低于平均水平，而饮食结构也很合理，蛋白质、碳水化合物、维生素、矿物质都有足够的摄入，那么此时是不需要再额外增加营养的，只要维持本来的标准即可。切忌拼命补充营养，这可能走上另一个

极端，就是形成巨大儿，造成难产或者使身体负担加重。

胎宝宝偏小的原因

· 准妈妈营养不良

· 遗传

· 脐带过度扭转、胎盘功能不全或胎宝宝营养吸收不良

· 妊娠糖尿病、妊娠高血压

适当多吃安神食物

由于激素分泌发生变化，准妈妈的情绪变得不稳定，常常会出现心烦意乱、发脾气等现象，这是正常现象，准妈妈可以适当多吃一些安神食物。

百合：百合无论干品还是鲜品，均含有丰富的蛋白质、脂肪和钙、磷、铁以及维生素等，有润肺止咳、清心安神、清肺润燥、滋阴清热、理脾健胃的功效。准妈妈可以熬百合粥，在加餐时少量进食。

莲子：莲子味甘、涩，性平，具有健脾养胃、镇定安神、补中益气、聪耳明目的功效。准妈妈可以在晚餐时喝莲子汤。

红枣：红枣味甘、性平，具有补益脾胃、养血安神的功效。红枣可以当零食吃，但不要过量，每天3~4个即可。

不可滥用中药类补品

任何滋补性药品都具有药的属性，都要经过人体内分解、代谢，都会有一定的不良反应，包括毒性作用和过敏反应。准妈妈要针对自己的体质和实际需要，在医生的指导下进补。

牛黄	泄下力强，易导致流产
红花、川七	祛瘀活血力强，易导致流产与早产
薏仁	内含薏苡仁油，会降低横纹肌收缩作用，对子宫产生兴奋作用
通草	过量服用对身体有害
龙眼肉	易动血

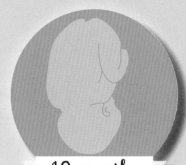

10 month

第
⑪
关
怀孕第10个月（37～40周）

一个精子和一枚卵子发生了一次浪漫的邂逅，生命的奇迹就此拉开帷幕。

第11关 准妈妈和胎宝宝的发育和变化

准妈妈的变化

假性宫缩更加频繁，会感觉子宫收缩变硬，持续大约 30 秒钟后再松弛下来，这种收缩感觉不到疼痛，但频繁的宫缩会不舒适。

临产前阵痛有规律性，可能由 20 分钟痛一次，渐渐变为 15 分钟痛一次，甚至 8 分钟或 6 分钟痛一次，疼痛的时间相应会越来越长，且用何种方式都无法缓解。

分娩前 24 ~ 48 小时，一般会发生分娩前的"见红"。

胎宝宝的发育

身体内的所有器官和系统都已发育成熟。

胎宝宝的抓握已经很有力了。

通过胎盘接受来自母亲的抗体，从而抵御感染。

有的胎宝宝的头发又长又密，有 3 ~ 4 厘米，也有一些宝宝出生时几乎没有头发，或者只有淡淡的绒毛。

胎宝宝的腹部可能比头部稍微大些，脂肪所占的比例非常大。

第 40 周末，胎儿身长约 50 厘米，体重约 3400 克，胎宝宝的头部已经固定在骨盆中。

开始每周做一次产检

从现在开始，产检的主要任务是密切监视胎宝宝在宫内的状况，包括胎心监护、胎位检查等。

之前检查骨盆有异常的准妈妈在这一阶段还会进行骨盆的复查。如果骨盆一直为漏斗骨盆，可能无法自然分娩，需要准备剖宫产。

孕事叮咛

这段时间一般会再安排一次 B 超检查，了解羊水的情况，确保子宫内胎宝宝的安全。

什么情况需要提早去医院待产

1. 如果准妈妈患有心脏病、糖尿病、高血压、重度贫血等，应提前住院，由医生严密监护。

2. 骨盆及产道有明显异常，不能经阴道分娩的准妈妈或者胎位不正，如臀位、横位以及多胎妊娠，可选择一个适合的时机入院。

3. 中度、重度妊娠高血压疾病，或突然出现头痛、眼花、恶心呕吐、胸闷或抽搐，应立即住院，控制病情，病情稳定后适时分娩。

4. 有急产史的准妈妈，应提前入院，以防再次出现急产。

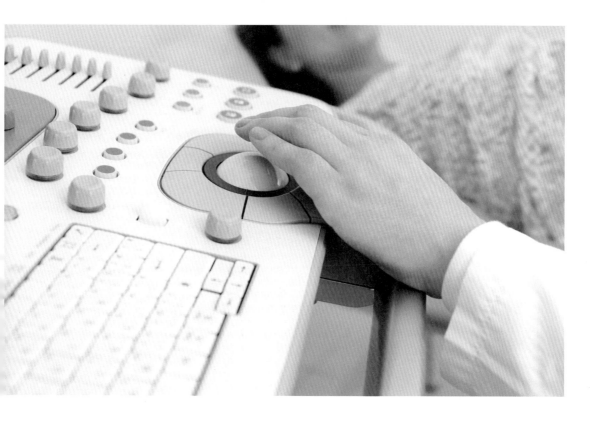

每周做一次胎心监护

胎心监护是正确评估胎宝宝宫内情况的重要检测手段。正常情况下，怀孕36周后开始每周到医院做一次胎心监护，如果有妊娠合并症或并发症，可提前到怀孕32周开始做。

胎心监护是胎心胎动宫缩图的简称，是通过信号描记瞬间的胎心变化所形成的监护图形的曲线，了解胎动时、宫缩时胎心的反应，以推测胎宝宝宫内无缺氧。

胎心监护的过程

胎心监护一般会持续进行约20分钟的监测，如果胎心音每分钟在120～160次，及20分钟有3次以上胎动，就说明胎宝宝基本正常，没有缺氧现象。

准妈妈要注意

1. 选择一天当中胎动最频繁的时间去做胎心监护，避免不必要的重复。

2. 做胎心监护前适当吃点东西，保持体力，以维持正常胎动。

3. 如果监护过程中胎宝宝变得不爱动了，很有可能是睡着了，准妈妈可以轻拍腹部将他唤醒。

孕事叮咛

当预产期已过，而临产征兆却迟迟没有出现，也不能继续等待，以免发生过期妊娠。可以在预产期后2～3天做检查，根据医生建议决定是否入院。

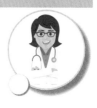

提示入院待产的临产信号

最初每阵宫缩持续 10 ~ 30 秒，间隔时间较长，渐渐地宫缩持续时间延长，随着时间的推移，阵痛越来越有规律性，间隔也会越来越短，疼痛持续时间越来越长，疼痛感也逐渐加重，这时也可能伴有宫颈的缩短、宫颈口的开大，应及时上医院待产。

小便次数增多、走路不适，但呼吸和胃口明显好转。

感到下腹部一阵阵发硬或腰部有些疼痛，与月经疼痛感觉相似，表示初次宫缩开始。

如果准妈妈感觉到自己下腹部一阵阵发硬，伴有疼痛及下坠感，表示分娩快要开始了。

准妈妈临产的其他可靠症状

见红

分娩前 24 ~ 48 小时，从阴道排出少量血性黏液（咖啡色、粉红色或鲜红色的血液）。

可能持续几天，每天有少许排出，也可能突然见红。

如果见红量较多，超过平时月经量，应及时去医院或与医生联系。

破水

阴道突然有液体持续流出，不能自控，且不黏稠，呈清水样，即为破水。

如果羊水中混有胎便，液体还可呈黄绿色。

为避免引起宫内感染，此时应不管是否有宫缩，是否已到预产期，要立即减少活动，尽快入院。

 孕事叮咛

从孕 28 周开始，会时常出现假宫缩，这种宫缩与临产宫缩不同，通常因为不良坐姿或站姿引起，偶尔出现，也没有阴道流血的现象，不必紧张，如果孕晚期假宫缩经常出现，并出现明显的腹痛、阴道流血现象，应及时去医院。

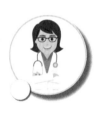

成功闯关锦囊
闯关技能——

第11关

做好紧急电话、地址一览表

准爸爸可以制订一个电话、地址表格，方便查阅，以便准妈妈在遇到紧急情况时不至于惊慌失措。

联系人	电话号码	地址	备注
住院的医院			（休假日、夜间就诊情况）
丈夫公司			（常去的地方、饭店等）
娘家			
婆婆家			
兄妹			
好友			
出租汽车公司（不仅是1个，要有2~3个）			

婴儿房怎么布置

选择向阳、通风、清洁、安静的房间。新生儿体温调节中枢尚未发育成熟，体温变化易受外界环境的影响，故选择能使新生儿保持正常体温，又耗氧较低的环境很重要。

颜色应以红、黄、蓝三色为基本色调，再补充其他颜色加以调节。最好备用两幅颜色不同的窗帘，一幅暖色的，在婴儿需要休息时使用；一幅冷色的，在婴儿活动时使用。

除一般的日光灯外，再安装一些五颜六色的低强度彩灯，每天在婴儿情绪较好的时候打开彩灯，让婴儿感受一下光和色彩的变化。避免强光直射婴儿的眼睛，夜里喂婴儿奶或有其他事情起来，不要打开光线过分强烈的电灯，最好备用一个光线较弱的暖色灯泡。

保证室内适宜的湿度，一般在 50% ~ 60% 为佳。

孕事叮咛

准妈妈和婴儿的房间最好保证温度在 22 ~ 24℃；婴儿洗澡时的室温最好保证在 26 ~ 28℃。

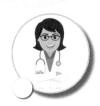

克服产前焦虑的心理

1. 纠正对生产的不正确认识。生育能力是准妈妈与生俱来的能力，生产也是正常的生理现象，绝大多数妈妈能顺利自然地完成，如存在一些胎位不正、骨盆狭窄等问题，现代的医疗技术也能采取剖宫产的方式使宝宝顺利出生，最大限度地保证母婴安全。

2. 准妈妈在临产前，可以做一些有利健康的活动，如编织、绘画、唱歌、散步等，不要闭门在家，整日躺在床上胡思乱想。

3. 准妈妈应学习有关知识，增加对自身的了解，增强生育健康胎宝宝的信心。

4. 多和其他准妈妈交流，或者向一些有过生产经验的亲戚朋友讨教经验。

5. 有产前并发症的准妈妈应积极治疗并发症，与医生保持密切联系，有问题时及时请教，保持良好情绪。

孕事叮咛

准妈妈紧张焦虑的时候，不妨转移一下注意力，做一下手工制作、唱歌、学一学插花、到户外呼吸新鲜的空气、看一看优美的景色等，都可以协调和舒缓准妈妈的情绪、感觉和心境。

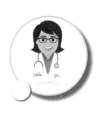

第11关 闯关技能——

长胎不长肉的营养补充

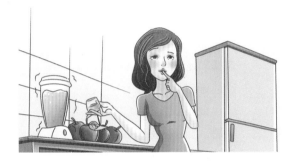

合理进行营养规划

吃一些富含蛋白质、糖类等能量较高的食品，为临产积聚能量。

注意食物要易于消化，预防便秘和水肿。

适当地吃些坚果、巧克力之类的食物，可增加体力，以应付随时可能来临的分娩。

每天摄入 80 ~ 100 克蛋白质。如果准备自己给宝宝哺乳，就要在哺乳期一直保持这个蛋白质摄入量。

为了缓解水肿、下肢肿胀的情形，宜吃低盐食物及米粥、红豆汤、绿豆汤来改善症状。

除非医生建议，产前不要再补充各类维生素制剂，以免引起代谢紊乱。

临产前进食 5 原则

1. 找准时机：在宫缩间歇期进食。

2. 注意补充水分，多喝红糖水或含铁丰富的稀汤，如牛奶、猪肝汤、鱼汤等，为分娩时将失去过多水分和血液做准备。

3. 饮食应富含糖分、蛋白质、维生素，根据自己的爱好，可选择蛋糕、面汤、稀饭、肉粥、藕粉、点心、牛奶、果汁、苹果、西瓜、橘子、香蕉、巧克力等。

4. 饮食要清淡易消化，忌油腻，最好不吃不容易消化的油炸或肥肉类油性大的食物。

5. 以少量多餐的形式，增强营养的补充。不要暴饮暴食，这样会加重胃肠道的负担，还会在生产中引起"停食"、消化不良、腹胀、呕吐等后果。

孕晚期不要增加饮食量

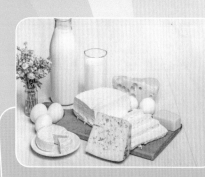

吃体积小、营养高的食物

准妈妈应选择体积小、营养价值高的食物，避免吃体积大、营养价值低的食物，以减轻胃部的胀满感。多吃含有优质蛋白质的蛋、牛奶、肉类以及大豆制品等，注意营养均衡。饮食量不需要刻意地增加，按照以前的饮食结构就已经足以为胎宝宝提供足够的营养。

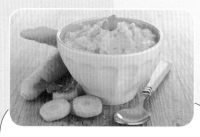

吃含纤维素的食物

孕晚期，逐渐增大的胎宝宝给准妈妈带来负担，准妈妈很容易发生便秘。为了缓解便秘带来的痛苦，准妈妈应该注意摄取足够量的膳食纤维，以促进肠道蠕动。

全麦面包、芹菜、胡萝卜、白薯、土豆、豆芽、菜花等各种新鲜蔬菜水果中都含有丰富的膳食纤维，准妈妈可在这个月适当地多摄入这些食物。

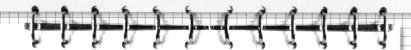

QA 闯关经验值积累—— 孕事问与答

问：第一胎顺产，生第二胎是不是没那么痛？

答：如果是自然分娩，第二次分娩虽然仍会痛，但痛感会比第一胎轻，而且疼痛的时间也会缩短。

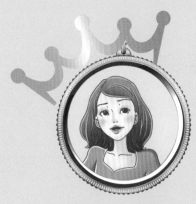

闯关成功啦——

分娩

十月怀胎，一朝分娩，临近预产期，全家人一定都充满了喜悦和期望，这个时候一定要学会心理调适，相信自己的身体，相信宝宝，相信医生，安心等待即可。

分娩准备

分娩前的生理准备

睡眠休息

分娩时体力消耗较大，因此分娩前必须保证充分的睡眠时间。

适量活动

临产前应有适量的活动，以利于分娩，可以做轻微劳动，到户外散步。少到公共场所，如影剧院，最好不看惊险电影、电视及小说，减少精神刺激。

洗澡

产妇住院之前应洗澡，以保持身体的清洁。

分娩前的心理准备

掌握分娩的常识

产妇克服对分娩的恐惧心理最好的办法是了解分娩的全过程以及可能出现的情况，并进行分娩前的有关训练。

对自然分娩充满信心

有些产妇担心分娩时的疼痛，也害怕胎宝宝不能顺利地出生，就盲目地要求剖宫产，这是不必要的，应该认识到自然分娩是一个正常的生理过程，而剖宫产仅仅是应付难产的补救措施。如果产妇骨盆大小正常、胎宝宝的大小适中、胎位正常、无产科并发症和其他疾病，自然分娩是完全可行的。

积极调整心态

分娩是一个艰难而又痛苦的过程，只有抱有积极乐观的态度，主动地与医生配合，才能顺利度过漫长的产程。

在产程刚开始的时候，要注意休息，努力进食，避免叫喊，为接下来的产程积蓄能量，保存体力。

在第二产程，要主动地屏气用力，配合宫缩，顺利娩出胎宝宝，避免产道损伤。

在第三产程，配合宫缩，娩出胎盘，避免产后出血。

精神负担太重，精神高度紧张，会使全身的肌肉处于收缩状态，不能够很好地放松，这会不利于产道的扩张，也妨碍产力的正常发挥。

自然分娩前的饮食要注意哪些

生产是件很耗体力的事情，因此，越接近预产期，产妇越要注意均衡且规律的饮食。注意，随着预产期的临近，胎头会逐渐下降，产妇的食欲会逐渐恢复。这会儿产妇可不能毫无顾忌地吃喝，要控制自己的饮食，少吃脂肪、盐分含量高的食物。

如果无高危妊娠因素，准备自然分娩的话，建议产妇在分娩前准备些易消化吸收、少渣、可口味鲜的食物，吃饱吃好，为分娩积蓄足够的能量。如果吃不好、睡不好，紧张焦虑，容易导致疲劳，将可能引起宫缩乏力、难产、产后出血等危险情况。

入院待产的饮食要求

分娩相当于一次重体力劳动，能量消耗大，产妇一定要有足够的能量供应才行。

摄取易消化、高热量的食物

临近分娩，产妇消化功能减弱，消耗增加，加之宫缩的影响，食欲不振，所以宜摄取易消化、高热量、少脂肪、有丰富碳水化合物的流食或半流质饮食，还要注意补充足够的水分，以免引起脱水。

吃一些含糖水果

待产时由于阵痛频发，产妇出汗多，体力消耗大，如果不好好进食，容易引起脱水。这时产妇可以吃一些水分多的含糖水果，如西瓜、葡萄等，既可以解渴又可以直接供应能量。如果产妇不愿意吃这些，为了补充水分和能量，还可以通过输入葡萄糖、维生素来补充能量。

巧克力
是分娩前的最佳食品

现在很多人推崇巧克力，认为它可以充当"助产大力士"，并将它誉为"分娩佳食"。

巧克力营养丰富，含有大量的优质碳水化合物，而且能在很短时间内被人体消化吸收和利用，产生出大量的热能，供人体消耗。

巧克力体积小，发热多，而且香甜可口，吃起来也很方便。据测定，每 100 克巧克力中含有碳水化合物 50 克左右，脂肪 30 克左右，蛋白质 15 克以上，还含有较多的锌、维生素 B_2、铁和钙等，它被消化吸收和利用的速度是鸡蛋的 5 倍、脂肪的 3 倍。

所以，产妇可在临产前吃一两块巧克力，就能在分娩过程中产生更多热量。

孕事叮咛

待产的过程中吃得少没有力气承受频繁的宫缩，吃得太多又会加重胃肠道的负担，引起消化不良等。因此要少吃多餐，这样才能一直保持较好的体力。

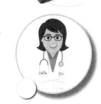

怎样避免难产的发生

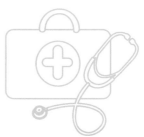

发生难产的原因很多，但不外乎产力、产道、胎宝宝三个因素中任何一个或一个以上异常。产妇了解一些预防难产的知识，对保证顺产有一定的作用。

孕期营养要适当

避免在孕期吃得过多又不运动，造成胎宝宝长得过胖、过大，这是导致难产的最大危险之一。

做好分娩前的心理准备

了解有关分娩的知识，进行必要的辅助分娩动作的练习，做好心理准备，要对自然分娩有信心。拥有良好的情绪、态度是保证顺利分娩的重要举措之一。

定时做产前检查

早期发现问题，及早纠正和治疗，及早确定分娩方式，避免意外分娩的发生，顺利地度过妊娠期和分娩期。

分娩前养足体力

产妇注意在分娩前保持正常的生活和睡眠，吃些营养丰富、容易消化的食物，为分娩准备充足的体力。

过期妊娠怎么办

超过预产期2周以上而未能临产，就称为过期妊娠。过期妊娠不属于正常范围，它会给胎宝宝带来不良影响，属于高危妊娠范畴。

40 ～ 41 周	41 周以上
监测胎宝宝情况。每日早、中、晚各检测胎动一次，每次1小时，3小时总和乘以4得出12小时的胎动次数，如果12小时总数少于10次，提示胎宝宝缺氧。 胎宝宝正常心率为120～160次/分钟，高于或低于此数值都提示胎宝宝缺氧，须及时到医院处理。	凡孕周≥41周的准妈妈应及时住院引产或剖宫产，最好在42周前结束妊娠。 **引产**：如宫颈条件成熟，胎盘功能良好、胎宝宝大小正常，可在严密监测下经阴道分娩。 **剖宫产**：如有胎盘功能减退、胎宝宝窘迫、头盆不称、巨大儿及存在妊娠合并症的，应该尽快剖宫产，终止妊娠。

了解分娩常识

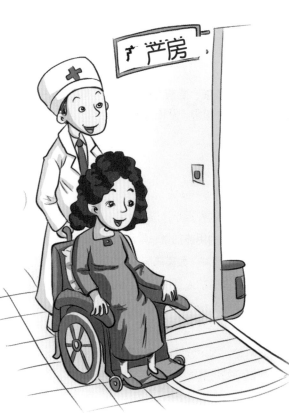

两种常见的分娩方式

自然分娩

如果产妇骨盆大小正常、胎位正常、胎宝宝大小适中，产妇无各种不适宜分娩的合并症和并发症及无医疗上剖宫产的手术指征，建议自然分娩。

剖宫产分娩

剖宫产手术尽管已是一种非常成熟的技术，但仍然像其他外科手术一样会有一定的风险，因此，除非有医疗上的手术指征，医生不会建议产妇做剖宫产手术。在难产、胎位异常、胎宝宝宫内窘迫、巨大胎宝宝、前置胎盘、重度妊娠高血压疾病、一些妊娠合并症的情况下，才会采用剖宫产手术分娩。

剖宫产手术的弊端

麻醉意外、伤口感染、手术后盆腹腔内各脏器可能发生粘连等。

对于想要二孩的产妇，下一次分娩大多仍需要行剖宫产手术。

出血多、卧床时间长、住院时间长、增加住院费用、产妇恢复慢。

自然分娩需要多长时间

分娩时间的长短和产妇的年龄、胎位、精神因素、子宫颈的扩张及盆底组织的抵抗力等有关系。

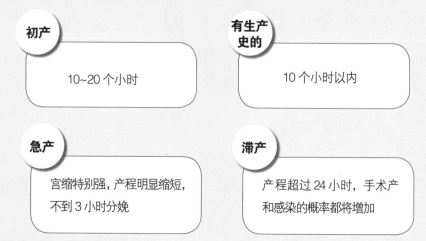

初产
10~20 个小时

有生产史的
10 个小时以内

急产
宫缩特别强，产程明显缩短，不到 3 小时分娩

滞产
产程超过 24 小时，手术产和感染的概率都将增加

> **孕事叮咛**
>
> 为了有效缩短产程，建议产妇在临产时不要紧张，要照常进食和休息，子宫收缩时要听从、配合助产士、医生的指导，从而顺利度过分娩期。

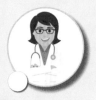

什么是无痛分娩

无痛分娩在医学上其实叫作"分娩镇痛"，就是用各种方法使分娩时的疼痛减轻，甚至消失。医院普遍采用麻醉药或镇痛药来达到镇痛效果，临床上常用的方法一般是硬膜外阻滞镇痛（麻药注射）等。

有些产妇担心麻醉剂的使用会对胎宝宝有影响，这种担心是没有必要的。因为手术中麻醉药的用药剂量非常小，一般不会对胎宝宝造成影响。如果已经决定采用无痛分娩，应早些向医护人员说明，经医生检查后决定能否采用这种分娩方式。

无痛分娩也不是完全无痛的，它也只是相对的，因为分娩时用的麻醉剂用量很小，所以产妇仍然能感觉到宫缩的存在。

> **孕事叮咛**
>
> 无痛分娩是一种既止痛又不影响产程进展的分娩方式。对疼痛很敏感、精神高度紧张或患有某种合并症的产妇，可以考虑无痛分娩。

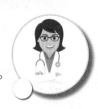

哪些产妇不宜采用无痛分娩

1. 产前出血。

2. 低血压。

3. 患有败血症、凝血功能障碍。

4. 背部皮肤感染、腰部感染，无法实施麻醉。

5. 有心脏病且心功能不全。

6. 有胎位不正、前置胎盘、胎心异常、羊水异样、产道异常、胎宝宝发生宫内缺氧等情况。

7. 持续性宫缩乏力，使用催产素点滴后仍无明显变化。

8. 患有脊柱畸形或神经系统疾病等。

什么是水中分娩

水中分娩是一个很有趣的过程。产妇整个身体浸泡在水中，水波轻微地撞击着产妇的身体，这样可使子宫肌肉的活性增强，使分娩更顺畅、更容易。

分娩后，让妈妈怀抱宝宝，由爸爸剪断脐带。

入水前，检查胎宝宝的心跳。

宫缩时进行深呼吸，采用最舒适的姿势。

产妇的子宫口张开5厘米时，转到水中分娩室。

入水后阵痛期间，间歇性地检查胎宝宝的心跳。

产妇应随时喝水，以免发生脱水，产妇应消除紧张。

分娩时，浴缸内的水温应保持与羊水温度相同（37℃），设置朦胧的照明、播放产妇爱听的音乐。

什么是导乐分娩

导乐分娩是指一个有爱心、有分娩经历的女性，在整个产程中给产妇以持续的生理、心理及感情上的支持。生产过程中巨大的疼痛会使产妇感到无措又无助，这时产妇会特别希望有人在一旁给她支持和鼓励，导乐就是这样一个人。不过，导乐只适合自然分娩的产妇，对剖宫产的产妇来说没有多大用处。

导乐式分娩的优势

一般情况下，导乐师都经过专业培训，由经验丰富的老助产士或妇产科医生担任，她们都有过生育经历，并且有爱心、耐心和责任心，善于与人沟通交流，具有临危不乱的能力。

导乐师会指导产妇在阵痛宫缩时如何深呼吸，或帮产妇按摩子宫、腰骶部等来缓解疼痛感。

分娩要经历的三个产程

A

第一产程（宫颈开口期） 从有规律的子宫收缩开始，到子宫颈口开全为止。

初产妇需 12 ~ 16 小时，经产妇需 6 ~ 8 小时。

子宫有规律地收缩（即阵发性腹痛），子宫颈口逐渐开全。

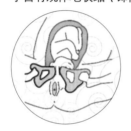
出现破水、阴道流血（俗称见红）等情况。 →
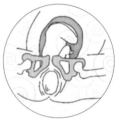

B

第二个产程（胎宝宝娩出期） 子宫颈口开全到胎宝宝娩出。

初产妇需 1 ~ 2 小时，经产妇需 30 分钟左右。

子宫颈口开全以后，胎膜破裂，胎头下降到阴道口。

随着产妇用力向下屏气，腹部压力增高，胎头全部露出。
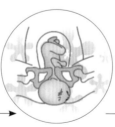
→
胎体随之而下，胎宝宝出世离开母体。
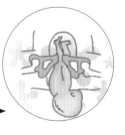

C

第三产程（胎盘娩出期）

胎宝宝娩出后，一般 10 ~ 30 分钟胎盘也随之娩出，分娩结束。

胎盘娩出后要检查是否完整，预防产后出血。

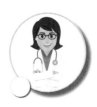

第一产程开始的时候，产妇要消除惧怕心理，保持镇静乐观；按时进食，吃好喝好，补充足够的营养；按时排尿，每 2 ～ 4 小时一次，使膀胱空虚，以免阻碍胎头下降；如果胎膜未破，经医生同意，可在待产室内行走活动；宫缩时也可做一些辅助的减痛动作。

什么是会阴侧切术

阴唇和肛门之间的部位就是会阴。通常情况下，会阴只有 2 ～ 3 厘米长，但生产时，会阴将会拉伸至约 10 厘米长。初次分娩时，拉伸会阴是相对困难的。为了使胎宝宝顺利出生，并防止产妇会阴撕裂，保护盆底肌肉，医生通常会在分娩过程中在产妇的会阴部做一个斜形切口，这是顺产当中一个极小的手术。

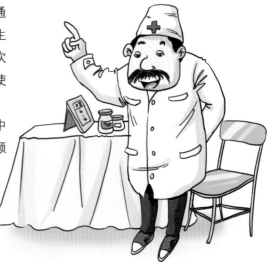

什么情况下需要做会阴侧切

1. 由各种原因所致的头盆不称（胎宝宝头过大，不能通过骨盆）。

2. 初产，经自然分娩宫缩乏力、体力不支的产妇。

3. 产钳或胎头吸引器助产的产妇。

4. 早产、胎宝宝宫内发育迟缓或胎宝宝宫内窘迫需减轻胎头受压并尽早娩出的产妇。

5. 患心脏病、高血压等疾病，需要缩短第二产程的产妇。

6. 曾做会阴切开缝合或修补后瘢痕大，影响会阴扩展的产妇。

7. 初产头位分娩时会阴紧张、会阴体长、组织硬韧或发育不良、炎症、水肿，或遇急症时会阴未能充分扩张，估计胎头娩出时将发生严重裂伤的产妇。

分娩进行时

分娩呼吸法

第一阶段

阵痛的间隔是 5～10 分钟。这时会感觉到子宫猛烈收缩。开始时的疼痛与生理疼痛没有什么区别。如果是初产，准备期的阵痛会持续 6～7 小时。

呼吸方法：

·慢慢地做一次深呼吸。

·用鼻子吸气持续 3 秒，接着，用嘴缓缓地吐出。

·如果这时就过多地使用呼吸法，容易疲劳，也可以以平时的呼吸法挺过阵痛。

第二阶段

1. 进行期：开始变得越来越疼。阵痛的间隔为 5～6 分钟。腹部或腰部的疼痛变成正式的阵痛。有人用呼吸法也不能缓解。

呼吸方法：如果当阵痛强烈，用呼吸法也无法缓解时，可以先深呼吸，然后"哈、哈"地吐两次短气再"哈"地长吐气。产妇用这种呼吸法能度过分娩用劲前的阵痛。

2. 过渡期：想用力也要忍耐。阵痛到了极点，此时，本能地想用力，但在子宫口没开全之前不能用力，一定要忍住。

呼吸方法：首先深呼吸，然后在以前的"哈、哈、哈"呼吸法之后，用鼻子"嗯"地吐气，感觉气息没有了，再轻轻地给腹部加力。如果这样阵痛过去了，可以反复地深呼吸。

3. 娩出期：在产床上用力。阵痛的间隔时间为 1～2 分钟。子宫口开全以后，会把产妇移至产房。不久就可以见到自己的宝宝了。

呼吸方法：先慢慢地深呼吸两次。第三次吸气吸到 80% 时，屏住呼吸不出声音"嗯"地用力。最好是每次宫缩用力 2 次。如果在呼吸地过程中感觉不舒服的话，可以换口气休息一下，感觉好点后重复深呼吸。

分娩时怎样正确地用力

整个分娩过程需要耗费产妇很多力气，实际上并非整个分娩过程都需要用力，用力是有技巧可循的，配合产程和阵痛进行用力，不仅可以减轻阵痛，还可以让胎宝宝得到很多的氧气，令分娩更顺利。

第一产程：均匀呼吸，不用力

这个阶段初产妇往往要经历 10 小时的阵痛，子宫收缩的频率较低，收缩力量较弱，其主要作用是使子宫口开大，因此不需要用力，只需要有意识地锻炼腹式深呼吸，宫缩时深吸气。

宫缩间歇期，最好闭眼休息，养精蓄锐。

第二产程：用尽全力，屏气使劲

此阶段从宫颈口开全至胎宝宝娩出，子宫收缩快而有力，几乎是 1~2 分钟一次，每次持续 50 秒左右。

宫口开全后，宫缩开始时，产妇应双腿屈曲分开，像解大便一样用力向下，时间越长越好，以增加腹压，促进胎宝宝娩出。

宫缩间歇时，充分放松休息，下次宫缩时再用力。

当胎头露出后产妇就不要再使劲用力了，改为张口哈气，以免造成会阴严重裂伤，待宫缩间歇时再稍用力，让胎头缓缓娩出。

第三产程：再次用尽全力

此阶段是胎盘娩出期，胎宝宝娩出约 10 分钟后又会出现宫缩，以娩出胎盘。

按第二产程的屏气法用力，用尽全力加快胎盘娩出，以减少出血。

错误用力的方法

大声呻吟或大喊大叫，这会消耗体力，使真正要用力时无力可使。

在第一产程就屏气用力，过早地消耗体力。

胎头即将娩出时，仍向下屏气用力，造成会阴部裂伤。

什么是宫缩乏力

宫缩乏力是指子宫收缩虽仍有一定的节律性，但收缩弱而无力，持续时间短，间歇时间长且不规律。宫缩乏力可使产程延长，导致产妇体力被消耗、疲乏无力、肠管胀气、排尿困难等，这样易造成难产，如果胎膜早破，可增加感染机会，引起产后出血，增加剖宫产的概率。

宫缩乏力的原因

01 胎位不正、头盆不相称。

02 子宫过于膨大，如双胎、羊水过多、巨大儿等以及子宫肌肉发育不良等。

03 产妇紧张，大脑皮层处于抑制状态，从而使宫缩乏力。

04 临产时休息不好，进食差，第一产程用力过早，亦可导致宫缩乏力。

05 过多地应用镇静药或麻醉药，使子宫收缩无力。

如何避免宫缩乏力

1. 做好孕期保健。根据产前检查情况初步确定分娩方式，出现胎位不正等情况早做纠正。

2. 临产后要安排好生活，要吃好、喝好、睡好，定时排大小便。如果宫缩时体力消耗大，应及时补充能量。

3. 正确认识分娩。要了解分娩过程，精神不要紧张、害怕，克服恐惧心理，要保持轻松愉快、良好的心态对待分娩，这样有利于子宫正常收缩。

4. 产程中产妇要和医护人员密切配合，按照医护人员的要求去做。

产痛是什么感觉

痛：与痛经很像。宫缩的时候会扯动韧带、肌肉，会有一种拉扯的痛感，主要集中在腹部，从上腹部逐渐向下腹部转移，有的会延伸到背部、腰部。

憋胀：有很多女性体会过来月经前腹部、腰部憋胀的感觉，有很多产妇在分娩时感觉到的阵痛不是痛，而更多的是这种憋胀。

酸：感觉全身发酸，酸得怎么样都不舒服。

帮助产妇缓解产痛的几种姿势

产痛是在分娩时子宫肌肉强烈收缩以及胎宝宝经过产道时对组织的牵拉作用而引起的。产痛不同于外伤或烧伤所引发的疼痛，分娩时的疼痛是阵发性的，随着产程的进展，疼痛的强度越来越大。其实，产痛并不是像人们所说的那样不可忍受，如果产妇能够采取一些恰当的姿势，是可以有效缓解产痛的。

子宫收缩时

产妇分开脚站立，将自己的身体背靠在陪护者的怀里，头部靠在其肩上，双手托住下腹部；陪护者的双手环绕住产妇的腹部，在鼓励产妇的同时，不断地与其身体一起晃动或一起走动。

子宫收缩间歇

产妇分开脚站立，双臂环抱住陪护者的颈部，头部靠在其肩头，身体斜靠在其身上；陪护者支撑着产妇的身体，双手环绕住产妇的腰部，给产妇的背部下方进行轻柔的按摩。

产妇可以采取直坐的姿势坐在床上，后背贴在有靠垫或枕头的床背上，双腿屈起，双手放松地放在膝盖上。这样，可以使产妇的腹部及腰部得到一些放松，还可以将胎宝宝的头向子宫颈推进，让宫缩更有效。

在从第一产程向第二产程进入时

产妇可以在床上采取蹲坐的姿势，准

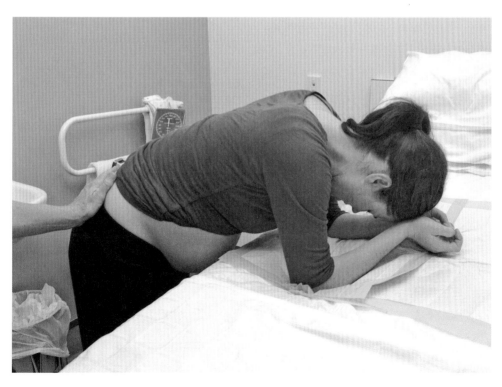

爸爸及其他陪护者分别站在床的两旁，产妇把自己的双臂搭靠在准爸爸及其他陪护者的颈肩上，这种由别人支撑的趴跪姿势，可以使产妇感到舒服一些，胎宝宝的重力还可以促进宫颈扩张。

宜选用的姿势

在床上或地板上放几个松软的垫子，产妇跪趴在垫子上。陪护者在床的一边，用双手不断地抚摩产妇的后背，可以减轻产痛引起的腰背疼痛。

产妇面向椅背而坐，胸腹部靠在有柔软靠垫的椅背上，头部放松地搭在其上；陪护者在产妇身后，一条腿跪蹲下去，并不断地用手按压产妇的腰部，这样可以缓解产妇腰部的疼痛。

陪护者坐在床上或椅子上，产妇趴伏在其大腿上，双手环绕着抱着陪护者的腰臀部，使其托着自己的身体，给予一些支持，陪护者轻柔地上下抚摩产妇的腰背部。

准爸爸陪产可以做些什么

服从医生和护士的安排。准爸爸最需要做的事情是配合医生安抚、鼓励产妇，千万不要给医生护士添麻烦。

掌握呼吸技巧，这对产妇的生产能起到很大的帮助。准爸爸在分娩时引导产妇慢慢地、有规律地进行深呼吸，帮助她放松紧张的情绪，缓解疼痛。

鼓励产妇，及时向产妇汇报宝宝的情况："头出来了，加油加油，马上就出来了。"产妇会觉得胜利在望，充满信心。

转移产妇的注意力。给产妇讲小笑话和幽默故事，说说生活趣事，提供补充能量的食物。

临产前不要憋大小便

有的产妇临产前准备不足，往往憋着大小便上产床，这样对安全分娩是不利的。产妇在分娩过程中，应保持每2～3小时排尿1次。

1. 在产程进展过程中，如果产妇宫缩时有大便感，应征得医生同意后，方可在有人陪同的情况下去解大便，注意蹲的时间不可过长，以免发生宫颈水肿。

2. 如果在宫口未开全时，产妇有频频排便感，应通过医生检查寻找原因，不要过早屏气，也不要下地蹲，以免引起宫颈水肿，影响宫颈的扩张和产程进展。

如果宫口已开全，产妇就要在医生的指导下，于宫缩期间屏气如解大便样向下用力，此时，产妇千万不能自行下床解大便，以免发生危险。

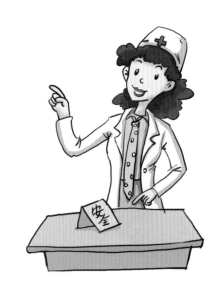

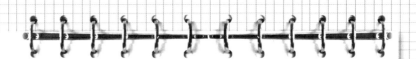

闯关经验值积累—— 分娩问与答

问：第一胎是剖宫产，第二胎能顺产吗？

答：如果产妇的第一胎并非因医学原因而剖宫，第二次分娩希望尝试自然产，在医生的同意和指导下，是可以尝试自然分娩的，前提是医生检查过你瘢痕子宫的恢复状况是良好的。

问：如何避免过期妊娠？

答：1. 从孕 28 周开始自己数胎动，一旦胎动明显减少，如 12 小时胎动少于 20 次，立即去医院就诊。

2. 预产期前后，通过 B 超检查，了解胎盘的钙化程度及羊水多少，胎盘钙化 3 级以上为胎宝宝过熟，要引起注意。

3. 如果胎盘情况尚好，胎宝宝已经成熟，可于 41 周后进行引产，特别是对于高龄产妇、患有妊娠高血压疾病的产妇，以及胎宝宝过大的产妇。

问：会阴侧切术会影响如厕吗？

答：术后前几天伤口会疼痛，只要没有严重裂伤，可以正常如厕，但排便不要过度用力，以免缝合的伤口裂开。大小便后用清水冲洗会阴，并用干净的纸巾擦干。伤口完全愈合后，对如厕没有任何影响。

问：会阴侧切术会影响性生活吗？

答：会阴侧切术不会影响性生活。实施会阴切开术后，阴道和会阴部位一般能在 1 周内愈合，再经过一段时间，可以完全恢复到正常的位置，阴道仍然能保持良好的弹性，对日后的性生活毫无影响。

问：剪脐带时产妇会感到疼痛吗？

答：不会，因为脐带表面没有疼痛神经末梢，因此宝宝出生时，剪断脐带，不会使宝宝和妈妈感到疼痛。

问：宫缩乏力时怎么办？

答：不论什么原因的宫缩乏力，产程就无法顺利进展，胎宝宝也迟迟无法娩出。因此作为产妇一定要放松心情，宫缩时认真调整呼吸，宫缩过后就闭目养神，该吃饭时就吃些好消化的饭菜增强体力。

医生会根据情况判断是什么原因造成的宫缩乏力，积极进行处理。如果是因为产妇身体疲惫而导致宫缩乏力，医生会给一定的药物让产妇稍做休息，吃点东西恢复体力，这样强有力的宫缩就会再次来临。

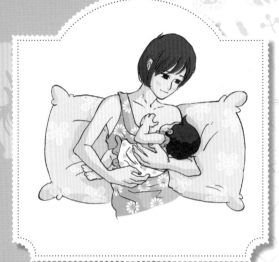

奖励关——

妈妈坐月子

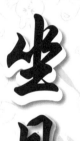
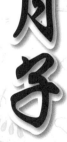

俗话说，坐个好月子，健康一辈子。生产后，妈妈的身体处于极度虚弱的状态，需要通过合理的饮食和细心的照料逐渐恢复到孕前状态。

月子餐应该这样吃

月子里的饮食原则

产后新妈妈胃肠功能还没有恢复正常，为了不给肠胃加重负担，应采用少吃多餐的饮食方案，可以一天吃 5 ～ 6 次。

软：产后适合吃较软的饭，煮饭时可以稍微煮稀一些，不要吃油炸和坚硬的带壳的食物。

稀：产后要多补充水分，一是有利于乳汁的分泌，二是因为新妈妈月子期间出汗较多。饮食中的水分可以多一点，如多喝汤、牛奶、粥等，但不能大量饮水，以免给肠胃造成过量的负担。

杂：虽然食物的量无须大增，但食物的质不可随意，产后新妈妈在饮食方面应注重荤素搭配，进食的品种越丰富，营养越均衡，对新妈妈的身体恢复就越好。

产后前 3 天怎么吃

产后第 1 天：水分及容易消化的清淡食品。

在分娩后数小时至 1 日内，妈妈最好吃流质或者半流质食品，如牛奶、蛋花汤、红糖水、小米粥等。因为在分娩的过程中妈妈的体力消耗大、出汗多，体液不足，胃液分泌减少使消化功能下降，所以，此时身体最需要的是水分及容易消化的清淡食品。

产后第 2、第 3 天：流质或半流质食品。

妈妈的体力尚未恢复，食物仍以清淡、不油腻、易消化、易吸收、营养丰富为佳，形式为流质或半流质，可食用牛奶、豆浆、藕粉、糖水煮鸡蛋、蒸鸡蛋羹、小米粥等，不能吃辛辣刺激性的食物。

剖宫产的新妈妈：术后 6 小时才可进食。

新妈妈可以饮用白萝卜汤，帮助排气，减轻腹胀现象，也可以喝一些温开水，帮助肠蠕动。在胃肠功能恢复前，不要食用易胀气食物。

等到术后第 2 天，可以吃些稀、软、烂的半流质食物，如蛋羹、烂面条等，每天吃 4 ～ 5 餐，以保证充足的营养。一般到产后第 3 天，就可以恢复正常饮食了。

产后第 *1* 周饮食：清爽开胃

妈妈在刚刚生产的最初几天里会感觉身体虚弱、食欲较差。如果这时强行吃油腻食物，会增加食欲不振的情况。

在产后的第 1 周里，顺产新妈妈在自解大便后，可以吃些清淡的荤食，口味清爽营养均衡。剖宫产妈妈要等排气后从流食、半流食逐渐过渡到正常饮食。

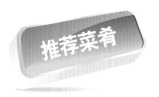

推荐菜肴

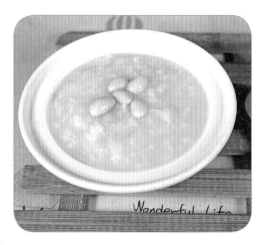

猕猴桃鸡肉面

材料： 意大利面 80 克，猕猴桃 60 克，西红柿 40 克，鸡胸肉 70 克，橄榄油 10 克，香芹少许。

调料： 盐适量。

做法：

1. 鸡胸肉洗净后切成片状，猕猴桃去皮，西红柿洗净后均切成丁状，备用。

2. 意大利面放入开水中煮至完全熟透，捞出沥干水分。

3. 将橄榄油烧热，放入鸡胸肉和西红柿炒熟；起锅前加入猕猴桃和少许食盐拌炒均匀。

4. 将炒好的鸡胸肉，猕猴桃均匀淋在熟的意大利面上，撒上香芹即可。

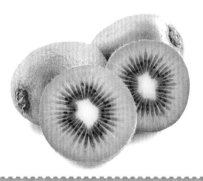

豆浆小米粥

材料： 小米、大米共 200 克，黄豆 100 克。

调料： 蜂蜜适量。

做法：

1. 将黄豆泡好，加水磨成豆浆，用纱布过滤去渣，备用。

2. 小米、大米淘洗后，用水泡过，磨成糊状，也用纱布过滤去渣。

3. 在锅中放水，烧沸后加入豆浆，再沸时撇去浮沫，然后边下米糊边用勺向一个方向搅匀，开锅后撇沫。

4. 加入蜂蜜，继续煮 5 分钟即可。

产后第 *2* 周饮食：补血催乳

经过一周的精心调理，妈妈食欲会明显好转，进入第2周，饮食调养重点是补气血和催乳。大枣、花生、山药、茯苓、枸杞子等都是不错的补血食物。宝宝吃母乳时间和次数逐渐增加，可食用一些下奶的食物来增加泌乳量，同时注意水分的摄取。

推荐菜肴

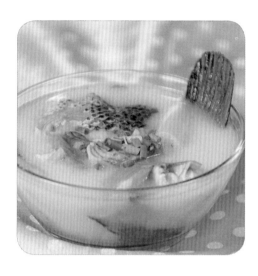

豆芽鲫鱼汤

材料： 活鲫鱼500克，豆芽200克，姜、葱各适量。

调料： 黄酒、盐各适量。

做法：

1. 鲫鱼洗净后，双面略煎一下。

2. 将煎好的鲫鱼放入锅中，加黄酒、姜、葱，小火焖炖40分钟。

3. 将豆芽洗净，投入鱼汤，大火煮至汤呈乳白色，加盐，煮3分钟后即可。

通草炖猪蹄

材料： 猪蹄1个，胡萝卜、通草各少量。

调料： 水、盐各适量。

做法：

猪蹄与通草放入锅中，加胡萝卜、水、盐，煮开后用小火炖2小时，喝汤。

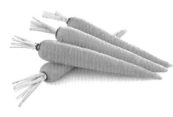

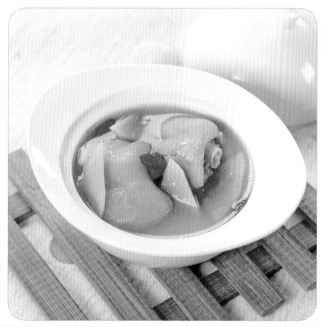

产后第 **3** 周饮食：补血为主

恶露此时已排尽，新妈妈应该开始着重进行体力恢复了，除了多吃一些具有补血效果的温热食物外，仍然要关注奶水情况。多吃一些蛋白质丰富的食物，如鸡肉、牛肉、羊肉等。

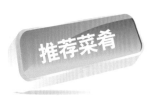

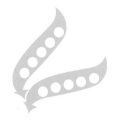

花生卤猪蹄

材料： 猪蹄1只，花生仁50克，姜片、大葱各适量。

调料： 料酒、酱油、白糖、盐各适量。

做法：

1. 将猪蹄刮洗干净，斩成小块，放入沸水锅中汆烫，去血沫，捞出，备用。

2. 花生仁放入水中浸泡2小时。

3. 砂锅底部铺上姜片和大葱，然后放入猪蹄，加料酒和适量水，大火煮开，再转小火炖约1小时。

4. 放入泡好的花生仁、酱油和白糖再炖煮约50分钟至猪蹄软烂，最后加入适量的盐调味即可。

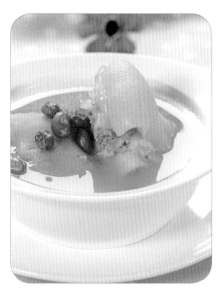

当归大枣鸡

材料： 当归10克，红枣6粒，鸡腿肉60克。

做法：

1. 先将鸡腿洗净，切块，放入开水中汆烫一下。

2. 把当归、红枣、鸡肉一起放入炖锅中。

3. 炖锅中加水适量，盖上保鲜膜后隔水炖煮1小时即可。

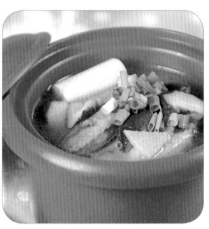

产后第 4 周饮食：均衡易消化

新妈妈的饮食习惯可以恢复正常的一日三餐，注重营养的全面均衡，多吃新鲜水果和蔬菜，并注意主副食的合理配比、粗细粮科学搭配等。

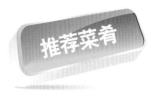

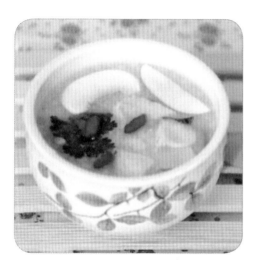

香菇粥

材料： 大米 100 克，香菇 30 克。

调料： 盐适量。

做法：

1. 大米洗净后泡水 30 分钟，香菇洗净切丝。

2. 锅内加入米和水，用大火煮开。

3. 加入香菇丝，改小火煮至米粒黏稠。

4. 放入盐，煮开即可。

参枣炖肉

材料： 人参 5 克，山药 20 克，杜仲 5 克，大枣 10 粒，猪瘦肉 500 克，姜、葱、胡椒粉各适量。

调料： 盐适量。

做法：

1. 将人参切片，烘干碾成末；山药润透切片；大枣洗净，抠去枣核，备用。

2. 猪瘦肉洗净，入沸水锅中汆烫去血水，捞出切成 2 厘米见方的块。

3. 将猪瘦肉、山药、大枣、杜仲一起放入锅中，加入适量清水，大火烧沸后转小火炖至肉熟烂。

4. 加入人参粉末，烧开，加入盐、姜、葱、胡椒粉调味即可。

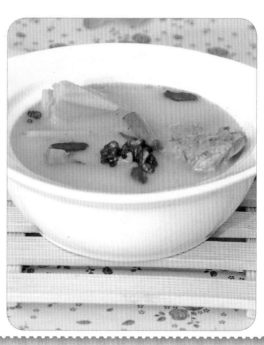

产后第 5 ～ 6 周饮食：科学合理助瘦身

经过一个月的调养，新妈妈身体已经恢复得很好了，有的妈妈已经开始急着减肥了。但这里要提醒新妈妈：这个时候正处于哺乳期，不能为了减肥而节食，哺乳期减肥最好的方法是科学合理的饮食。

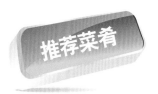

芹菜炒香菇

材料： 芹菜 400 克，干香菇 50 克，淀粉 10 克。

调料： 酱油、米醋、盐各适量。

做法：

1. 将芹菜洗净，剖开，切成 2 厘米左右的段，用少许盐拌匀，静置 10 分钟左右，用清水漂洗干净，沥干水分，备用。将干香菇用温水泡发，洗净切片。将米醋、淀粉放入一个小碗里，加 50 毫升左右清水，兑成芡汁。

2. 锅中加植物油烧热，下入芹菜煸炒 2 ～ 3 分钟，加入香菇片，迅速翻炒几下。

3. 点入酱油，淋上芡汁，大火翻炒，待调料均匀地粘在香菇和芹菜上即可出锅。

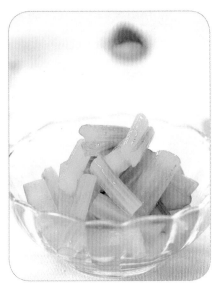

菠菜玉米粥

材料： 菠菜 100 克，玉米糁 100 克。

做法：

1. 将菠菜洗净，放入沸水锅内汆烫 2 分钟，捞出过凉后，沥干水分，切成碎末。

2. 将锅置于火上，加入适量清水，烧开后，撒入玉米糁，边撒边搅，煮至八成熟时，撒入菠菜末，再煮至粥熟即可。

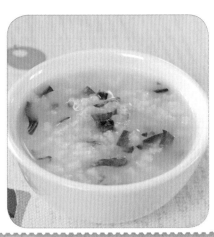

产后喝催奶汤有什么讲究

猪蹄汤、瘦肉汤、鲜鱼汤、鸡汤等含有丰富的营养，不仅有利于体力恢复，而且有利于促进乳汁分泌，是新妈妈坐月子期间的最佳营养品。

如果妈妈的乳汁分泌充分，就应迟些喝汤，以免乳汁分泌过多造成乳汁瘀滞。

如果产后乳汁迟迟不下或者下得很少，就应早些喝点汤，以促使下乳，满足宝宝的需要。

如果伤口恢复得不是很好，不要喝鲫鱼汤，鲫鱼汤对伤口愈合不利，可以喝点黑鱼汤、猪蹄汤。

食用红糖要掌握好时间

红糖水有活血化瘀的功效，如果妈妈产后恶露不下、经血阻滞，食用红糖有利于恶露的排出。

不能无限制地食用红糖

如果妈妈子宫收缩较好，恶露的颜色和量都比较正常，食用红糖时间过长，会使恶露增多，导致慢性失血性贫血，而且会影响子宫恢复以及妈妈的身体健康。

食用红糖最好不超过 12 天，每天的量也不宜过多，一次一大匙调水喝就可以，每天不超过 3 次。

吃对食物促恶露排出

山楂	山楂不仅能够增进产妇食欲，促进消化，还可以散瘀血。
红糖	红糖有补血益血的功效，可以促进恶露不尽的妈妈尽快化瘀，排尽恶露。
莲藕	莲藕具有清热凉血，活血止血的作用，适合产后恶露不尽的妈妈食用，可以帮助改善症状。
阿胶	阿胶具有补血、止血的功效，对子宫出血具有辅助治疗作用，既可养身又可止血，对产后阴血不足、血虚生热、热迫血溢引起的恶露不尽有治疗作用。
生化汤	生化汤活血散寒，祛瘀止血，适用于产后瘀阻腹痛、拒按、恶露不净、滞涩不畅、色黯有块，或见面色青白、四肢不温等症状。

坐月子饮食禁忌

不宜吃生冷食物

产后新妈妈的身体虚弱，应多吃一些温补食物，以利于气血恢复。寒性的西瓜、梨在月子期间最好少吃或不吃。

不宜吃半生的食物

不要吃没有完全煮透的半生食品，或是生鲜鱼类、贝类。

不宜吃刺激性食物

浓茶、咖啡、酒精等，这些食物会影响新妈妈的睡眠及肠胃功能，也对宝宝不利。

不宜吃辛辣食物

辣椒、胡椒、大蒜、韭菜、茴香等，这些食品易上火，导致便秘。

不宜多吃酸味的食物

酸味的食物偶尔吃一点没关系，但不宜多吃，如酸梅、醋、柠檬、葡萄、柚子等，这些酸涩食物不利于恶露的排出。

不宜吃腌渍过的食物

不要吃腌渍过的食物，如咸菜、泡菜等。

坐月子吃鸡蛋要控制量

导致营养过剩：摄取了过多的蛋白质，引发肥胖。

蛋白质分解代谢产物会增加肝脏负担。

导致营养不均衡：导致其他食物摄入减少，造成营养素不平衡。

蛋白质在体内代谢后产生的大量含氮废物会加重肾脏负担。

不利于消化：导致胆固醇的摄入量增加，增加新妈妈胃、肠的负担。

学会观察恶露

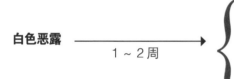

血性恶露 ──────→ 1 ~ 4 天

量多、颜色鲜红

有大量血液、黏液及坏死的内膜组织

有血腥味

浆性恶露 ──────→ 5 ~ 10 天

出血量逐渐减少

颜色转为暗红色与棕红之间

子宫颈黏液相对增多，且含坏死蜕膜组织及阴道分泌物和细菌

无味

白色恶露 ──────→ 1 ~ 2 周

恶露转变为白色或淡黄色

量更少

早晨的排出量较晚上多，一般持续 3 周左右停止

产后恶露的日常护理

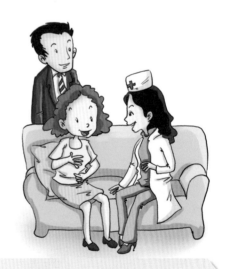

1. 多用环形方向按摩腹部子宫位置，促使恶露顺利排出。

2. 大小便后用温水冲洗会阴，擦拭时由前往后擦拭或直接按压拭干，勿来回擦拭。冲洗时水流不可太强或过于用力冲洗。

3. 顺产妈妈如果有侧切伤口，用卫生纸比卫生巾更透气，也更有利于伤口的恢复。勤换卫生巾或卫生纸。

月子小贴士

产后恶露持续 4 ~ 6 周。如果发生血性恶露持续 2 周以上、量多或脓性、有臭味、出血多或血流不止等情况时，应及时去医院就诊。

会阴侧切后的伤口护理

保持会阴卫生

自分娩第 2 天起，用医生开的洗液冲洗或擦洗外阴，每天两次。便后要冲洗外阴和肛门，如同用卫生纸擦拭一般，要由前往后冲洗，避免细菌感染。勤换卫生垫，勤换内裤。

保持伤口干燥与清洁

如厕、洗完澡后，要用面巾纸轻拍会阴部，保持伤口的干燥与清洁。

保持大便通畅

排便的时候用力要适度，以避免伤口裂开。最好采用坐式，并尽量缩短时间。

不宜较大幅度的动作

不要过多地运动，也不宜做幅度较大的动作。

睡眠或卧床时要注意

平时睡眠或卧床时，最好侧卧于无伤口的一侧，以减少恶露流入伤口的机会。

肿痛可用碘伏

裂伤较严重且伤口肿痛的新妈妈，可以在温水中加入有灭菌功效的碘伏坐浴。

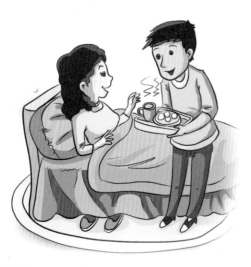

剖宫产伤口护理

剖宫产伤口的正常护理

产后第 2 天，医生会给新妈妈的伤口换敷料，检查有无渗血及红肿，一般情况下术后伤口要换药两次。新妈妈术后若体温高，而且伤口痛，要及时检查伤口，发现红肿，可用 95% 的酒精纱布湿敷，每天两次。现在一般情况下，剖宫产的横切口使用可吸收线，无须拆线。

剖宫产伤口感染后的护理

若伤口红肿处有波动感，就可能有感染，要及时拆线引流。如果新妈妈本身存在下列情况，则需特别注意伤口的状况：

1. 产程或破水时间过长。

2. 手术时间过长、术中出血较多。

3. 产妇本身抵抗力差，如患有糖尿病或营养不良。

4. 其他因素，如腹水、贫血、长期使用类固醇或以前接受过放射治疗等。

剖宫产伤口感染后的护理一定要注意，不能盆浴或坐浴，洗浴时不要揉搓伤口，洗浴后可以用 75% 的酒精清洁伤口。浴后如果伤口出现红、肿、热、痛、渗血、渗液等情况一定要到医院就诊。

产后月经恢复的时候要注意伤口是否疼痛，因为在伤口处易发生子宫内膜异位症，表现为经期时伤口处持续胀痛，甚至出现硬块。一旦出现此类症状，则应及早去医院就诊。

产后多久可以洗澡、洗头

传统民俗认为女性在坐月子期间不能吹风、洗澡、洗头，甚至连刷牙都最好免了。那是因为以前的条件有限，但现在条件改善了，暖气、暖风、冷暖空调、浴霸都有了，洗澡的房间完全可以控制温度，头发也可用吹风机吹干。因此，月子里洗澡、洗头不必顾虑太多。会阴伤口大或撕裂伤严重、腹部有刀口的新妈妈，须等待伤口愈合再洗淋浴，可先做擦浴。

注意洗头、洗澡时将室温调好，以 26℃为好，洗头、洗澡水温宜保持在 37℃~40℃。

冬防寒、夏防暑、春秋防风

夏天：浴室温度保持常温即可。

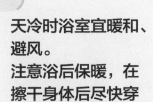

天冷时浴室宜暖和、避风。
注意浴后保暖，在擦干身体后尽快穿上御寒的衣服。

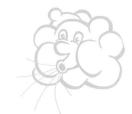

用吹风机吹干头发。

月子期间要坚持刷牙

新妈妈分娩时，体力消耗很大，身体虚弱，体质下降，抵抗力降低，导致病菌容易侵入机体致病。同时，为了身体康复，新妈妈在月子期间吃的食物多富含维生素、高糖、高蛋白，尤其是各种糕点和滋补品，都是含糖量很高的食品，而且大多细软，本来就失去了咀嚼过程中的自洁作用，容易为牙菌斑形成提供条件，如果不刷牙，就会使这些食物的残渣留在牙缝中，在细菌作用下发酵、产酸、导致牙齿脱钙，形成龋齿或牙周病，并引起口臭、口腔溃疡等。

因此，只要体力允许，产后第 2 天就应该开始刷牙。

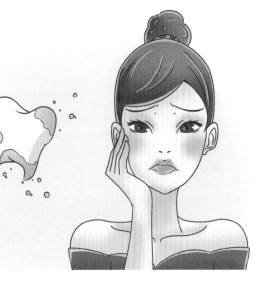

产后6周前严禁性生活

分娩过程中，妈妈的宫颈口张开，产后需要较长时间才能慢慢闭合。如果在宫颈口尚未闭合时，就开始性生活，性生活中带入的细菌就会长驱直入妈妈的子宫，感染子宫，使子宫内膜、输卵管等发炎，严重影响妈妈的健康。所以在产后6周前严禁性生活。

剖宫产的新妈妈需要更长的时间来进行恢复。一般需在产后3个月才能开始性生活，因为剖宫产除了腹部的切口外，子宫上的伤口也需要一段时间愈合，所以需要的复原时间会比自然分娩的女性更长一些，若性生活过于粗暴，也可能引起伤口的疼痛。进行性生活时动作要轻柔、温和，不要太粗暴，并要采取避孕措施。

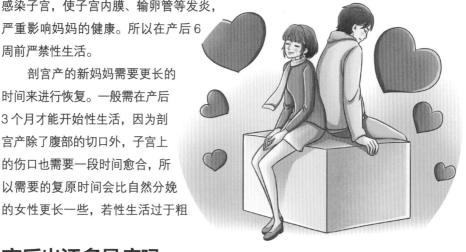

产后出汗多是病吗

分娩后之所以出汗多，是因为新妈妈怀孕后体内血容量增加，这其中大部分是水分。新妈妈排泄水分主要有两个途经：一是排尿，二是通过皮肤大量出汗的方式排出。所以，新妈妈在产褥早期不仅尿量增多，而且皮肤排泄功能旺盛。同时，新妈妈也会发现，体重在产后1周内迅速减轻。

产后汗多该怎么做

1	2	3	4
每天开窗通风，保持室内空气流通、新鲜，但不要对着窗口吹风。	室温不要过高，保持在26℃左右。	出汗多时用毛巾随时擦干，内衣、内裤及时更换。	穿衣、盖被要合适，"捂"的做法是错误的。

5 自然分娩的妈妈产后第2天即可淋浴，但每次不超过5分钟。剖宫产的妈妈应每天擦洗身体，等腹部切口完全愈合后再进行淋浴。

月子里通风有什么讲究

门窗要不要关得严严实实

传统观点

生完孩子后，身子虚，不能见风，特别是冬天，一定要把门窗关得严严实实的。

科学观点
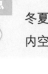

新妈妈睡的房间不论冬夏，窗户都要常开，使室内空气新鲜。

产后房间一定要通风，包括产后一两天，也主张通风，但是这个通风不是说把窗户打开，让风直接吹进来，而是挡上一层窗帘，或者有间隔的风从隔壁的房间吹过来，不是穿堂风，而是拐着弯进来的风，这种风对房间的清洁、消除一些细菌的隐患都是有好处的。

月子里需预防用眼不当

新妈妈在产后除了照顾宝宝、哺喂宝宝，其他的事基本上已有人代劳，所以常常无事可做，有时难免感到百无聊赖，这时候就想看看手机、电视等。

其实，产后也不是绝对不可以用眼，只是不要过度，每次连续用眼最好不要超过2个小时，如果在用眼过程中感到眼睛不适，就马上停止。

新妈妈如何排解忧郁情绪

关爱自己

利用宝宝睡觉的时间去休息。

学会放松

散步或瑜伽这类比较轻柔的运动可以使妈妈变得沉静。妈妈尽量每天都抽出一点时间来放松一下自己，给自己独处的时间和空间。

和其他妈妈多沟通

多和有着相同经历的人交流，会让新妈妈感觉到自己是大家中的一员，而不是孤独一人。

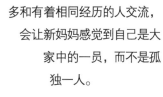

为什么新妈妈产后易抑郁

家人关心不够

新妈妈在生产中付出很多，希望得到家人更多的肯定和认可，如果新妈妈没有得到，就容易产生抑郁情绪。

产后新妈妈特别敏感，如果家人有责备、埋怨或其他表示不满的行为，容易导致产后抑郁。

新妈妈本身心理素质较差

有些新妈妈的心理素质较低，常常自卑、自责、悲观厌世，这种情绪在产后容易达到顶峰。

生产时的创痛没有得到平复

生产使新妈妈经历了剧痛，产后伤口恢复需要较长的时间，新妈妈容易烦躁。如果在产后恢复不良，发生其他情况，如感染、发炎、伤口崩裂等情况，新妈妈对健康的担忧加剧，渐渐产生了对生育价值的怀疑，这也容易引发产后抑郁。

压力增大

每天哺喂、护理婴儿，婴儿的哭闹常常耗费新妈妈大部分的精力，容易让新妈妈感到烦躁和手足无措，这时候新妈妈容易产生挫败感，怀疑自己的能力，对自己能否胜任妈妈的角色产生怀疑，这种怀疑的加深容易带来产后抑郁。

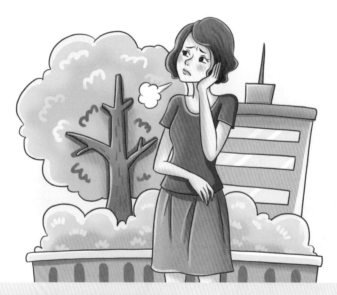

月子小贴士

新妈妈在产后要学会自我调节，不要为无谓的事情生气。同时，家人需要在日常生活中多加注意，适时地给予新妈妈帮助和肯定，可以有效避免新妈妈产后抑郁。

产后体检和疾病防治

奖励关

产后 42 天体检不能少

产后检查一般是在产后 42 天左右进行，因为正常情况下，大多数妈妈的身体在此时已得到基本的恢复，子宫修复、内脏复位、伤口愈合都达到令人满意的程度，正好可以去医院检查，判断身体的恢复状况。如果妈妈的身体恢复有问题，医生也可以及时发现。

产后体检的项目

妇产科检查

需要检查盆腔器官，看子宫是否恢复正常、阴道分泌物的量和颜色是否正常、子宫颈有无糜烂、会阴和阴道的裂伤或缝合口是否愈合等。

1. 检查尿液，确定有无炎症或感染。如果尿道有感染，妈妈会在小便时有刺痛感。

2. 检查阴道分泌物，确定是否有炎症或感染。如果有炎症，妈妈阴道分泌物颜色、形态、味道会出现异常，严重时阴道有痛痒感觉。

3. B 超检查子宫恢复情况，如果子宫恢复不好，恶露不正常是比较明显的表征。

4. 检查乳房、乳头，如果妈妈的乳头有异常，不利于宝宝吃奶和妈妈身体恢复。

测血压、血糖

如果妈妈在怀孕期间有妊娠糖尿病，要进行复查，如果血糖仍高，需要及时治疗。

对于怀孕期间有妊娠高血压疾病的妈妈，还需要检查血和尿是否正常，检查血压是否仍在继续升高，如果尚未恢复正常，应该及时查明原因，对症治疗。

量体重

如果发现新妈妈产后体重增加过快，就应适当调整饮食，减少主食和糖类的摄入，增加含蛋白质和维生素较丰富的食物，同时应该坚持锻炼。体重偏低的妈妈则应加强营养。

腹部检查

通过腹部检查可以进一步了解子宫的复

位情况、生产后腹腔内其他器官的情况。

对于剖宫产的新妈妈来说，进行腹部检查就更重要了。剖宫产会对腹腔内的器官带来非正常的挤压，复位较正常生产要困难些。而且，检查刀口愈合情况也非常重要。

其他检查

1. 血常规检查，既可以判断新妈妈有无感染，还可以判断其是否贫血，从而发现问题及早诊治。

2. 检查外伤口，看愈合恢复情况。

什么是子宫脱垂

轻度子宫脱垂。患者大多数没有什么感觉，有的在长期站立或重体力劳动后感觉腰酸下坠。

中度子宫脱垂。宫颈和部分宫体脱出于阴道口外，特别在用力屏气后明显。多数子宫脱垂者在大笑、剧烈咳嗽、用力时，腹腔压力突然增加，引起尿失禁而尿液外溢。

重度子宫脱垂。整个宫颈和宫体全部暴露于阴道口之外。最容易发生感染，子宫充血、水肿，严重者甚至发热、口渴、便秘等。

如何预防子宫脱垂

1. 保持大便通畅，如有便秘，可遵医生嘱咐安全用药；早晚服蜂蜜一匙，以润肠通便。绝对禁止用力大便。

2. 避免过度体力劳动，不可做上举劳动。

3. 注意保暖防寒，防止感冒咳嗽。患有慢性咳嗽者应积极治疗。

4. 加强盆底肌和肛提肌的收缩运动。如抬臀运动，让产妇仰卧屈腿，有节律地抬高臀部，使臀部离开床面，然后放下，每天2次，每次连做 10 ~ 15 次。能使盆底肌、肛提肌逐渐恢复其紧张度。

预防急性乳腺炎

预防急性乳腺炎的关键在于防止乳汁淤积和保持乳头清洁，避免损伤。

★ 妈妈应从妊娠后期开始，经常用温水清洗两侧乳头，清洗后涂上植物油。

★ 不要用肥皂水或酒精涂擦。有乳头内陷者要加以纠正。

★ 每次哺乳，应让宝宝将乳汁吸尽，如未吸尽，妈妈需用手挤光或用吸奶器吸出。

★ 不让宝宝含乳头而睡，防止乳头破裂。

★ 如果乳头已破，须及时治疗，严重者暂停哺喂，用吸奶器吸尽淤积的乳汁。

为什么产后腕部、手指关节会痛

很多人认为产后常出现的腕部、手指关节及足跟部疼痛，是因为在月子里受了风所致。其实，这种认识是错误的。

腕部、手指关节痛，是由于产后新妈妈的体内内分泌改变，使新妈妈的手部肌肉及肌腱的力量、弹性出现程度不同的下降，关节囊及关节附近的韧带张力减弱等，这些原因便导致了关节的松弛和功能的减弱。

新妈妈在产后过早、过多地从事家务劳动，或接触冷水等情况时，就会使关节、肌腱和韧带负担过重，引起手腕部及手指关节痛，且经久不愈。

为什么产后足跟部痛

足跟部痛，是由于妈妈在坐月子期间活动减少，甚至很少下床行走，致使足跟部的脂肪垫发生失用性退化而变得薄弱。当月子过后，妈妈下床活动时，足跟部脂肪垫的薄弱就使之对体重的支持和运动时震动的缓冲作用大为减弱，脂肪垫也会因此产生充血、水肿等非特异性炎症，以致造成足跟部的疼痛。

妈妈在休养的同时应适当地下床活动，特别是坐月子后期和出满月后，要经常下地走动。如果妈妈不慎患上产后手脚痛，可以采用一些自我温灸、热敷、按摩等方法进行处理，如果不能缓解，则须要专业医生的帮忙。

预防产后尿潴留

产后要适量饮水，产后 4 小时即使无尿意也要主动排尿，也可以通过一些条件反射来应对尿潴留，如听流水声，或用热水袋热敷等方法。

如果产后妈妈无法排尿，最好请医生导尿或打针、服药。

产后乳房的日常护理

1. 哺乳前 3 ~ 5 分钟做乳房热敷。
2. 哺乳前和哺乳中做乳房按摩。
3. 每日轻柔地牵拉刺激乳头和乳晕。
4. 频繁地哺乳和挤奶，一天至少 8 次。
5. 两次哺乳之间给乳房做冷敷。

月子小贴士

宝宝在出生后半小时就要开始吸吮乳头，宝宝的吸吮使乳头神经末梢受到刺激，会通知大脑快速分泌催乳素，从而使乳汁大量泌出，还可帮助子宫收缩，减少产后出血，加快产后子宫的恢复。

产后恶露不尽的原因

恶露一般在产后 20 天以内即可排除干净，如果超过这段时间仍然淋漓不绝，即为恶露不尽。产后恶露不尽的新妈妈可观察恶露的颜色、量和气味是否正常，保持外阴清洁，产前、产后做好必要的检查，预防恶露不尽。

1. 宫腔感染。可因产后洗盆浴、卫生巾不洁、产后未满月即行房事、手术操作者消毒不严密等原因致使宫腔感染。此时恶露有臭味，腹部有压痛，并伴有发热，查血常规可见白细胞总数升高。

2. 组织物残留。可因子宫畸形、子宫肌瘤等原因，也可因妊娠组织物未完全清除，导致部分组织物残留于宫腔内。此时除了恶露不净，还有出血量时多时少，内夹血块，并伴有阵阵腹痛。

3. 宫缩乏力。可因产后未能很好休息、平素身体虚弱多病或生产时间过长、耗伤气血，致使宫缩乏力，恶露不绝。

产后恶露不尽的居家调理

1. 分娩后每日观察恶露的颜色、量和气味，正常的恶露，应无臭味但带有血腥味，如果发现有臭味，则可能是宫腔感染，应立即治疗。

2. 保持外阴清洁。因有恶露排出，应勤换卫生巾，保持外阴清爽，禁止性生活，避免受感染。

3. 注意观察子宫收缩情况，如果发现收缩差，可找医生开服宫缩剂。

4. 产后恶露不绝，若怀疑有组织残留，应及时去医院就诊，并在医生指导下治疗。

为什么会发生产后尿失禁

新妈妈产后不能约束小便而尿自遗者，称为产后尿失禁。

▲ 生产过程中胎宝宝经过产道时骨盆底的肌肉群被拉伤或支配它们的神经血管受伤，导致肛提肌的松弛、萎缩。

▲ 难产时分娩时间过长，胎宝宝先露部位对盆底韧带及肌肉的过度扩张，导致韧带、肌肉松弛。

▲ 手术产，如产钳、臀位牵引损伤所致。

▲ 体力不佳，产后咳嗽及一切增加腹压的因素可影响盆底组织复旧，而发生张力性尿失禁。

产后尿失禁如何自我调理

1. 新妈妈要注意多喝水、多吃水果、高纤食物。

2. 盆底肌运动：仰卧在床，屈膝，双脚微开 7～8 厘米，收紧肛门、会阴及尿道 5 秒钟，然后放松，心里默数 5 下再重做，每次运动做 10 次左右，同时有规律地抬高臀部离开床面，然后放下，每次 10 次左右。起初，收紧 2～3 秒即可，逐渐增至 5 秒钟，此动作也可站立或坐立时进行。

3. 腹肌运动：仰卧屈膝，双手放在大腿上，深吸一口气，呼出时收缩腹肌，将头及肩抬起，维持 5 秒后放松。

双臂放在身体两侧，举起右腿与躯干垂直，然后慢慢放下，左腿做同样动作，如此轮流交换举腿 5 次，每天 1～2 次。

双腿放平，双手托枕部，利用腹肌收缩的力量使身体慢慢坐起来，反复多次，促进子宫收缩及回位。

俯卧在床，将枕头置于腹下，保持这种姿势 15 分钟，俯卧时注意勿压迫双侧乳房。

仰卧屈曲右膝，伸长左腿，收缩臀部及下肢肌肉，心里默数 5 下，然后放松，再做右腿。

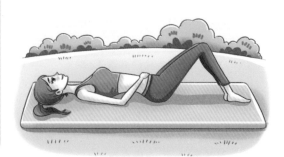

这样坐月子瘦得快

产后什么时候开始做运动

| 第一阶段 | 产后 3 天到 3 个月 | → | 运动项目：骨盆腔底部肌肉训练、腹部肌肉运动、腿部肌肉运动、胸部运动等。

最好在床上做，从最简单的运动做起，根据自己的身体状况决定运动量的大小，以不累、不痛为原则。

如果是剖宫产，则需要推迟运动的时间，一般根据医生的指示，在伤口愈合良好后再进行适量的运动。 |

| 第二阶段 | 从 3 个月到 6 个月 | → | 运动项目：进行全身肌肉力量的恢复训练，并加强腹部和骨盆腔底部肌肉锻炼，运动量还是根据个人体能而定。 |

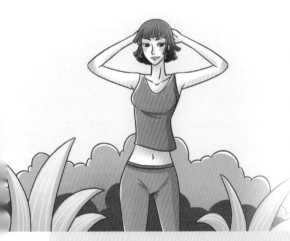

产后运动有什么禁忌

1. 注意运动量的大小，妈妈应该根据自己的身体状况，以不痛、不累为准则，一定不能急于求成，使自己过于疲劳。

2. 从最简单的动作开始，在前 6 周尽量避免采用趴着、膝盖和胸部着地的姿势。

3. 母乳喂养期间，妈妈应该注意保护关节，尽量不做单脚用力的动作，如跳跃等。

4. 饭后过 1 小时才能进行运动，而且不要吃得太饱，运动后要注意补充水分。

月子小贴士

如果妈妈在运动中出现流血量变大或血呈鲜红色的情况，要立即停下来休息，并咨询医护人员。

改善腰功能的运动

1. 立位，两腿稍分开，一边呼气，一边将腰部慢慢向前弯曲，双手碰到地板上。

2. 起身，一边吸气，一边将上身慢慢向后仰。

3. 坐在椅子上分开双膝，将头伸入两膝之间似的慢慢弯曲上身。

4. 两腿分开站立，用双手拿一个1～2千克的东西。

5. 胳膊肘弯曲，从肩的高度开始向前方放下，同时弯腰，在腰部充分弯曲时，胳膊肘不伸直。

6. 向左或向右转动上半身，将手举过头顶，再向相反的方向转动上半身。

7. 仰卧，抱膝，抬起上半身，维持这一

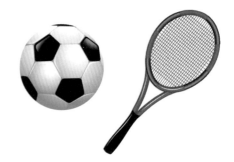

姿势回到仰卧状态，像摇椅一样，时起时落。

8. 仰卧，双手扶住床沿。扭动腰部，把左腿伸向床的右侧。脸转向左侧。上半身尽量平放在床上。两腿交替做。

强健腰肌的运动

1. 俯卧，手放在身体上，上半身和腿向后抬起，坚持5秒钟。

2. 站立，使身体向后仰，用力持续5秒钟。

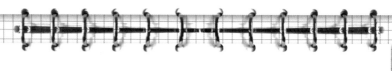

经验值积累—— 坐月子问与答

问：会阴刀口愈后有瘢痕怎么办？

答：这个时候应尽快请医生仔细观察一下，确定刀口是否形成了瘢痕疙瘩。有的妈妈生完宝宝已经好几个月了，可刀口处却是隆起的，按压一下还挺疼，这可能是形成了瘢痕疙瘩。如果的确是瘢痕疙瘩形成，可在局部外敷药膏，以减轻瘢痕疙瘩及不适症状，不过，一定在医生指导下使用药物。

问：剖宫产伤口会留瘢痕吗？

答：一般情况，正确护理是不会留明显瘢痕的。现在的剖宫产手术，大多是由下腹部耻骨上缘一指半到二指处开横切口，不会影响日后的美观。只要按照医生的指导正确护理，就不会留下瘢痕。

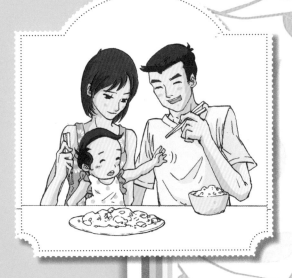

奖励关——

新生儿护理

迎接宝宝时的幸福还没散去，新手妈妈就开始了手忙脚乱的新生儿养育期，这是一段痛并幸福的磨合期，新手妈妈要尽快了解新生儿的习性，并借助家人的力量，在照顾好宝宝的同时，让自己感觉不那么疲累。

体重

正常情况下，刚出生的宝宝正常体重在 2500 ~ 4000 克，低于 2500 克的是低体重儿，高于 4000 克的是巨大儿。

低体重儿：<2500 克

巨大儿：>4000 克

正常体重在 2500 ~ 4000 克

宝宝的体重增加非常快

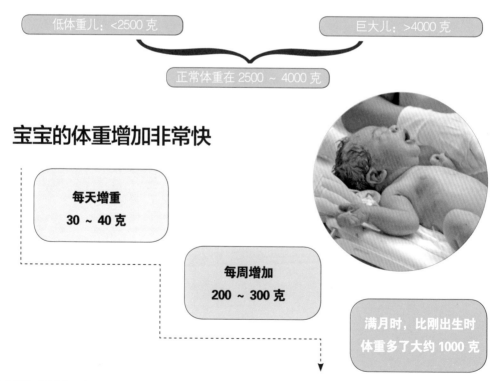

每天增重
30 ~ 40 克

每周增加
200 ~ 300 克

满月时，比刚出生时
体重多了大约 1000 克

宝宝的体重不是一直增加

出生 2 ~ 4 天：体重下降

因为胎便排出，而宝宝吃得又不多，是生理性的下降

出生 7 ~ 10 天

恢复到刚出生时的体重，此后就迅速增重。

满月

男宝宝：3.09 ~ 6.33 千克
女宝宝：2.98 ~ 6.05 千克

育儿小贴士

如果宝宝在出生 10 天以后体重仍然没有回升，反而还有下降，就要考虑可能有消化道疾病或者营养不良，应尽快检查治疗或者调整喂养方式。

身高

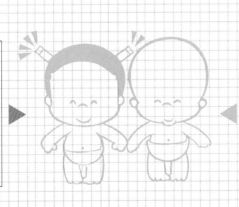

女宝宝

刚出生时

44.7 ~ 55.0 厘米

满月时

47.9~59.9 厘米

男宝宝

刚出生时

45.2 ~ 55.8 厘米

满月时

48.7~61.2 厘米

宝宝身高有 70% 取决于遗传基因，还有 30% 取决于后天训练和营养状况，所以要想让宝宝更高一些，合理的锻炼和喂养是不可少的。

身高同样是监测宝宝发育情况的重要指标，和体重一样，应该每个月测量一次，并制作曲线图。

胸围

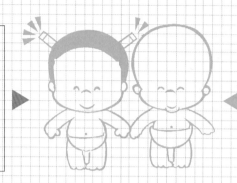

女宝宝

刚出生时
平均为 32.6 厘米
满月时
平均值 36.9 厘米

男宝宝

刚出生时
平均在 32.8 厘米
满月时
平均值 37.9 厘米

宝宝满 6 个月以前，胸围一直都不如头围大，在 6 个月以后会赶上并超过头围，那时候宝宝就不再是大头娃娃的样子了。

胸围可反映出新生儿心肺等内脏器官发育以及骨骼发育是否正常，所以也是父母应该监测的内容。

头围

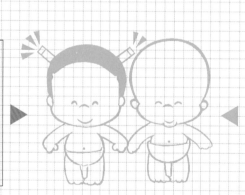

女宝宝

刚出生时
30.4 ～ 37.5 厘米
满月时
32.6 ～ 39.9 厘米

男宝宝

刚出生时
30.9 ～ 37.9 厘米
满月时
33.3 ～ 40.7 厘米

头围相对于其他指标增长值较小，可两个月测量一次。如果两次测量间隔时间太短，可能看不出什么变化。如果对测量值有疑问，可找医生进一步精确测量。

头围与遗传有关系，如果宝宝头围过大或过小，但没有患病表现，可能就是遗传，看看长辈中有没有头围比较大或者小的人就知道了，不必拘泥于标准值。

囟门

刚出生的宝宝头部有两个部位没有头骨,一个在前额上方,叫前囟;另一个在后脑勺,叫后囟;我们通常说的囟门指的是前囟,因为后囟非常小,在宝宝出生后3个月就会闭合,不需要特别关注。囟门会随着宝宝长大而逐渐变小,在1~1.5岁时闭合。

注意保护囟门

不要用手用力按压。
不能用尖锐物触碰。
要避免囟门附近皮肤破损。
头皮有外伤要及时消毒,避免感染。

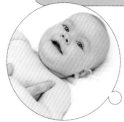

宝宝的囟门正常情况下与周围颅骨弧度是保持一致的,没有明显突出,也不会有凹陷,如果出现了异样,可能是宝宝的健康出了问题,要及时咨询医生。

囟门鼓起: 如果宝宝的囟门突然比周围头皮明显突出,哭闹时会更严重,用手摸感觉紧绷,同时伴有发烧、呕吐、颈项强直、抽搐等症状,可能颅内发生了感染,患上了脑膜炎或者脑炎,需要立刻就医。如果囟门是逐渐变得饱满的,可能是脑部出现了积液、积脓、积血等,也是非常严重的,要及时看医生。

囟门凹陷: 囟门凹陷有可能是在提示有些缺水,如果宝宝此时正在发烧、腹泻,需要及时补水。

学会观察宝宝

生理性黄疸

生理性黄疸一般出现在宝宝出生后2~3天内,7~14天后逐渐消退。此阶段不需要任何治疗,只需适当喂些葡萄糖水即可。如果黄疸出现时间过早或过晚,过几天也不消退,还越来越严重,可能就是病理性的,要及时看医生。

有的生理性黄疸是母乳性的,停喂母乳就减轻,吃母乳就加重,可暂时停喂母乳,黄疸消退了再喂即可。其间挤出的母乳可存起来。

脱皮

新生儿皮肤最外面的角化层发育不完善,皮肤表皮和真皮层连接不紧密,在宝宝出生2周左右,身上可能会出现脱皮现象,四肢和耳后比较明显。出现脱皮现象后,不需要特别处理,也不要强行将脱落的表皮撕下,只要在洗澡时洗掉即可。

红斑

宝宝刚出生,皮肤上有指甲大小的红点,而且皮肤整体也有点发红,这是因为子宫外的空气冷而干燥,与子宫内的环境不同,宝宝不太适应而引起的。在宝宝出生1~2天后皮肤开始脱屑,脱屑停止肤色就正常了。

眼白出血

宝宝刚出生时,眼白发红,有出血现象,是因为出生时受产道挤压导致视网膜和眼结膜发生出血导致的,几天后会自然消失。

打嗝

宝宝有时候会连续打嗝,可能是因为吃得太急了,吸入了太多空气导致的,多出现在吃奶后或大人近距离跟他说话后，可用食指与中指绷紧，用力弹击宝宝足底，让他哭几声，把冷空气排出就可以了。

乳腺肿大

宝宝出生后 2 ~ 3 天，不管男宝宝还是女宝宝都可能发生乳腺肿大。肿大的乳腺可有蚕豆大小，乳晕颜色也会加深，还可能会泌乳。这是母体的雌激素残留在宝宝身上引起的，2 ~ 3 周后会自行消失，不需要特别处理。千万不要用手去挤，以免感染。

马牙

有的宝宝出生时，齿龈边缘或者上腭中线处可看到乳白色的颗粒，像牙齿一样，俗称马牙，其实是上皮细胞核脂肪的堆积物，几天后会自动消失，不需要特别处理。

抖动

新生宝宝受到刺激时，比如，较大的声音或者有人接触到他时，会出现下颌抖动、四肢或者全身性的抖动，这是因为宝宝的身体功能还未充分分化导致的，等宝宝长到 3 ~ 4 个月时就会消失了。

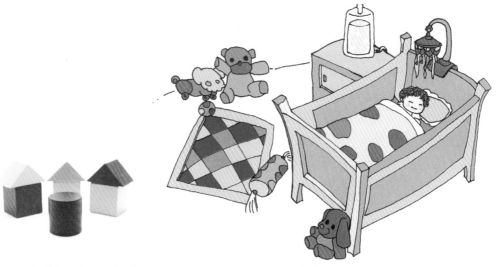

假性月经、白带

女宝宝出生后 1 周左右，阴道内可见血性分泌物和白色黏液，也是由母体雌激素残留引起的，无须特别处理，只要每天正常清洁宝宝外阴即可。

红色尿

宝宝刚出生 2 ~ 5 天，有可能会出现尿液呈红色的现象，这是因为新生儿早期小便中尿酸盐含量多导致的，在吃奶量增加后，小便量加大就会消失了。

睡觉出汗

宝宝睡着后，头部总是湿漉漉的，这是因为宝宝皮肤水分含量高，而毛细血管丰富，新陈代谢旺盛，植物神经调节功能又不健全，多方面作用导致的，是正常现象。这种生理性的汗多只是在宝宝头部，如果连脖子、后背、前胸也出汗了，说明太热了。如果宝宝前半夜多汗，同时伴有夜啼、睡眠不稳、枕秃等现象，可能是缺钙了，要及时检查补充。

奖励关

母乳喂养

尽可能进行母乳喂养

母乳是新生儿最理想的天然食品，更是新生儿和妈妈的情感的纽带。

母乳喂养对母子都有益

母乳的成分能提供6个月内婴儿所需的全部营养；新生儿的吸吮过程反射性地促进妈妈催产素的分泌，促进妈妈子宫收缩，能使产后子宫恢复，减少产后的并发症。

喂奶本身还是一个大量消耗热量的过程，消耗热量的顺序依次是腹部、腿部、臂部和脸部，能够起到瘦身的效果，有利于减轻体重。

初乳能够增强新生儿的免疫力

初乳是妈妈在生产后5天内分泌的乳汁，初乳颜色淡黄，是新生儿出生后最佳的营养品。初乳中所含的脂肪、碳水化合物、无机盐与微量元素等营养素最适合新生儿早期的需要，不仅容易消化吸收，而且不增加肾脏的负荷。初乳里面还含有许多抗体，被称为分泌型 IgA，这种抗体可以保护新生儿的肠道，防止细菌侵入及导致新生儿过敏的大蛋白分子的侵入。因此，一定要尽可能地让新生儿吃上妈妈的初乳。

对于乳房变形、下垂等哺乳后很可能出现的问题，妈妈除了要注意正确的哺乳姿势外，还应该选戴肩带宽一些、罩杯合适的内衣，断奶后乳房会基本恢复到原来的形状，不会导致严重的下垂。

尽早让新生儿吸吮乳房

宝宝出生后，不管有没有奶，妈妈都要让宝宝吸吮乳房。

研究发现，新生儿在出生后20～30分钟吮吸能力最强，如果未能得到吸吮刺激，将会影响以后的吸吮能力，而且新生儿在出生后1小时是敏感时期，是建立母婴相互依赖感情的最佳时间。

育儿小贴士

在宝宝出生后30分钟，如果母亲将新生儿拥在怀中喂奶，对于加强新生儿安全感大有益处。

正确的母乳喂养姿势

躺着喂奶

分娩后的第 1 天妈妈会很累，这个时候一般建议让妈妈躺着喂奶。

哺乳是对妈妈乳房很好的一个刺激的过程，妈妈很容易睡着。但是如果新生儿的头部被抱紧，而妈妈处于睡着的状态，就特别危险，可能会因为妈妈的乳房把新生儿的鼻子堵住造成呼吸困难而窒息，所以妈妈在喂奶的时候一定要注意手是扶着新生儿的臀部而不是头部。

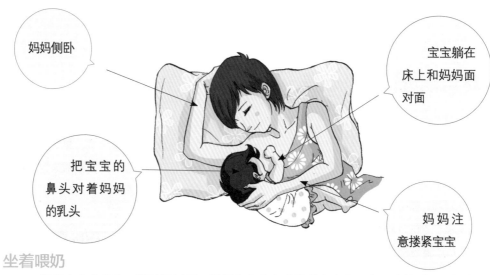

妈妈侧卧

宝宝躺在床上和妈妈面对面

把宝宝的鼻头对着妈妈的乳头

妈妈注意搂紧宝宝

坐着喂奶

一般是在宝宝出生一段时间以后。妈妈应当坐在沙发或者床上，在医院的话可以把病床摇起来，尽量坐得舒服些。

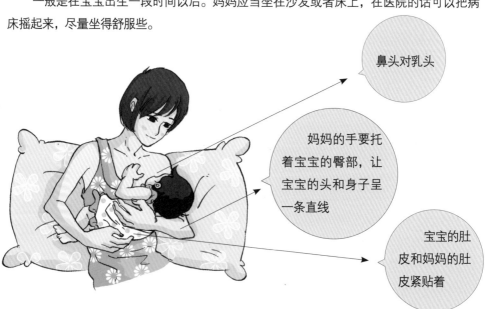

鼻头对乳头

妈妈的手要托着宝宝的臀部，让宝宝的头和身子呈一条直线

宝宝的肚皮和妈妈的肚皮紧贴着

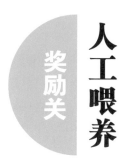

人工喂养

奖励关

人工喂养——迫不得已的选择

妈妈完全没有乳汁、妈妈患有疾病或是有其他迫不得已的原因，不给新生儿吃母乳，而用配方奶或其他代乳品来喂养新生儿，这种喂养方式，称为人工喂养。

足月的新生儿，生后 4 ~ 6 小时开始试喂一些糖水，到 8 ~ 12 小时开始喂配方奶或其他代乳品，初次喂奶时为 30 毫升，每 2 小时喂 1 次。

喂奶前要计算一下奶量，以每天每千克体重供给热量 50 ~ 100 卡计算，比如，一个体重为 3 千克的新生儿，每日应提供热量 150 ~ 300 卡。

判断新生儿吃没吃饱，要看新生儿是否每次将奶喝完是否除了需大便、小便之外经常哭吵（要排除疾病的可能）；你也可以用小手指点新生儿的下巴，他（她）是否很快将手指含住吸吮等情况，如果有，则说明没吃饱，应稍加奶量。

如何冲调奶粉

1. 洗手。在冲奶之前爸爸要先用清水及肥皂洗手，以保护新生儿免受病原菌的侵袭。

2. 奶瓶中加温开水。先在奶瓶中加入温开水，以便确定加水量。水量不宜过多也不宜过少，要根据奶粉罐上的配比加温开水。温开水保持在 40 ~ 50℃最适宜。不要用滚烫开水冲泡奶粉，易凝结成块，可能造成新生儿消化不良。

3. 奶粉装入奶瓶。用专门的奶粉勺，加入正确数量平匙的奶粉，奶粉需松松的，不可紧压，再用筷子或刀子刮平，对准奶瓶将奶粉倒入奶瓶。配置过程中一定要注意卫生，避免开罐后过长时间造成污染。

4. 摇晃奶瓶。冲好水后套上奶嘴，轻轻摇匀。

育儿小贴士

母体温度是 37℃，新生儿的肠胃也比较接受这个温度。试温时将奶瓶倒置，把奶滴到手背上，感觉温度适宜即可。

混合喂养

如果妈妈因为时间或者精力等特殊原因，要实现纯母乳喂养比较困难，或者是妈妈乳汁分泌较少，满足不了新生儿的需求，此时，必须在新生儿日常的喂养任务中，添加配方奶（牛奶或羊奶）或其他代乳品，叫作混合喂养。

混合喂养方法一

先吃母奶，再吃配方奶或其他代乳品，配方奶量依月龄和母乳缺乏程度而定。开始可让新生儿吃饱，至满意为止，经过几天试喂，新生儿大便次数及性状正常，即可限定配方奶补充量。

因每天哺乳次数没变，乳房按时受到吸乳刺激，所以对泌乳没有影响。这是一种较为科学的混合喂养方法。

混合喂养方法二

停哺母乳 1～2 次，以配方奶或其他代乳品代哺。这种代授配方奶的方法，因哺母乳间隔时间延长，容易影响母乳分泌，所以还是应谨慎选择。

母乳不足的妈妈如何催奶

如果妈妈母乳不足，可适量地吃些催乳食品，多喝些汤，如肉汤、鸡汤、鱼汤等，这些汤不但能催乳，而且制作起来很简单、方便，也可以适当地吃些无花果、黑鱼、章鱼、猪蹄等食物，也有促进乳汁分泌的作用。

如果普通汤食和食物催乳效果不好，可以去请教中医师，请求他们开一些有效的验方、偏方，以帮助催乳。

剖宫产的妈妈如何喂养新生儿

目前，剖宫产麻醉药剂的剂量不会对奶水造成影响。等待产妇清醒和肢体能够活动的时候，麻药也已经代谢得差不多了。剖宫产准妈妈可以放心哺乳。而且，新生儿的吸吮会促进子宫收缩，减少子宫出血，子宫收缩得越快，复原得也越快。因此，医生会鼓励新手妈妈让新生儿多多吸吮。

剖宫产妈妈的哺乳姿势

剖宫产妈妈的哺乳方式和顺产的妈妈有一些不同，要注意按照正确的姿势哺乳。

床上坐位哺乳。妈妈背靠床头坐或半坐卧，将背后垫靠舒服。把枕头或棉被叠放在身体一侧，将新生儿的臀部放在垫高的枕头或棉被上，腿朝向妈妈身后，妈妈用胳膊抱住新生儿，使新生儿的胸部紧贴妈妈的胸部。妈妈用另一只手以"C"字形托住乳房，让新生儿含住乳头和大部分乳晕。

床下坐位哺乳。妈妈坐在床边的椅子上，尽量坐得舒服，身体靠近床边，把新生儿放在床上，可以用枕头垫高，使新生儿的嘴能刚好含住乳头。妈妈抱住新生儿，用另一只手呈"C"字形托住乳房给新生儿哺乳。

保健与护理

宝宝出生后的疫苗接种

接种疫苗是防治一些疾病的重要方法，宝宝出生后，对其实施各种疫苗接种能增强其身体免疫力，宝宝健康妈妈才能尽快恢复生活、重返职场，因此，疫苗接种不可忽视。

时间	疫苗项目
出生后 24 小时内	接种卡介苗和乙肝疫苗
第 1 足月时	第二次接种乙肝疫苗
第 2 足月时	第一次接种脊髓灰质炎疫苗（实为脊灰糖丸）
第 3 足月时	第二次接种脊髓灰质炎疫苗，百白破疫苗接种第一针
第 4 足月时	第三次接种脊髓灰质炎疫苗，百白破疫苗接种第二针
第 5 足月时	第三次接种百白破疫苗
第 6 足月时	接种乙肝疫苗第三针
第 8 足月时	接种麻疹疫苗第一针
1.5 周岁时	接种麻疹疫苗第二针，脊髓灰质炎疫苗和百白破疫苗接种第四针
4 周岁时	接种脊髓灰质炎疫苗第五针
7 周岁时	接种麻疹疫苗第三针

接种疫苗后会有什么反应

接种疫苗后，宝宝可能会出现发热和周身不适等全身反应。一般发热在 38.5 ℃以下，持续 1 ~ 2 天均属正常反应，不需要特殊处理，只要注意多喂水、让宝宝多休息即可。如果宝宝高热，可服用退烧药，也可以做物理降温。

同时要注意区分接种反应与疾病症状，以免延误病情。

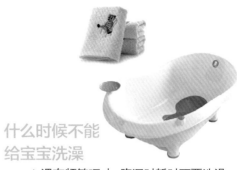

育儿小贴士

如果宝宝在接种疫苗后出现局部感染、无菌性脓肿；晕针、癔症；皮疹、血管神经性水肿、过敏性休克等异常反应，则应在医生指导下进行相应的治疗。

给宝宝洗澡要注意什么

洗澡工具选择

1. 专用纯棉小毛巾或者直接用消毒纱布。
2. 宝宝的澡盆要专盆专用。
3. 消毒棉棒、棉球，防止耳朵进水。
4. 脐部防水贴。
5. 宝宝的浴巾。

宝宝多久洗一次澡合适

夏天，因为周围环境温度较高，可以一天给宝宝洗两次澡。

春、秋或寒冷的冬天，由于环境温度较低，如家庭有条件使室温保持在 24 ~ 26℃，也可每天洗 1 次澡，但是如果不能保证室温，最好每周 1 ~ 2 次。

什么时候不能给宝宝洗澡

1. 遇有频繁呕吐、腹泻时暂时不要洗澡。
2. 打预防针后暂时不要洗澡。
3. 当宝宝发生皮肤损害时不宜洗澡。
4. 发热或热退 48 小时以内不建议洗澡。
5. 喂奶后不应马上洗澡，一般应在喂奶后 1 ~ 1.5 小时后进行。
6. 低体重儿要慎重洗澡。
7. 如果宝宝的皮肤受到损伤，比如，皮肤烫伤、水疱破溃、皮肤脓疱疮及全身湿疹等也不宜洗澡。

怎样清除乳痂

乳痂多见于 0 ~ 4 个月的宝宝，是一种很厚的、油腻的、不断生长的、覆盖头皮的痂，有时甚至蔓延到脸上、耳后和脖子上。这在新生儿中非常普遍，会存在一段时间。乳痂摸起来有些油腻，会导致脱皮，但大部分会自然痊愈，属于暂时性的现象，症状轻微时不一定要处理。但是痂较厚时，就需要看医生了。

呵护方式

用棉球蘸上婴儿油或经沸腾后放凉了的食用油，涂在有痂块的部位数小时，之后再用梳子轻轻剥落，并用肥皂水等清洁干净即可，不可强行清除，否则很可能因抓破头皮导致感染。

如何处理皮肤褶烂

这种情况在肥胖的新生宝宝中较多见，它发生在身体褶缝处和腋窝、颈部、腹股沟、臀缝、四肢关节的曲面。这是由于褶缝处积汗潮湿、局部热量不能散发，相贴的皮肤互相摩擦，而引起局部充血、糜烂、表皮脱落，甚至渗液或化脓感染。

呵护方式

要避免这种情况发生，妈妈首先就要保持宝宝的褶缝处皮肤清洁干燥，肥胖宝宝要勤洗澡，浴后用细软布类将褶缝中的水吸干，使局部滑爽。要勤换尿布，保持腹股沟、会阴、大腿根部等处的干燥。假使发现局部表皮脱落，可在短时间内涂搽护臀膏，范围一定要小，见结痂就不要再涂抹了，或者将宝宝皮肤褶皱处抹上少量红霉素眼药膏。

预防尿布疹

尿布疹就是发生在兜尿布的小宝宝的臀部，表现为臀红、皮肤上有红色斑点状疹子，甚至溃烂流水，皮疹可向外延及大腿内侧或腹壁等处。尿布疹是兜尿布所造成的，由于尿液、粪便中含有多种刺激性物质，兜尿布后，这些物质持续刺激皮肤，加上新生宝宝的皮肤娇嫩，就发生了红臀，不过不是所有兜尿布的小宝宝都发生尿布疹。

发生红臀时，由于皮肤破损，细菌极易繁殖造成局部感染，严重时细菌从感染的局部侵入血液，引起败血症。因此，尿布疹重在预防，发现臀部发红、糜烂时一定要及时治疗。

呵护方式

1. 选用纯棉布做尿布，要勤换尿布。尿布洗烫后在阳光下晒干再使用。选用合适的纸尿裤与纯棉尿布交替使用，既经济实用又有助于宝宝的发育。

2. 及时更换尿布，以免尿液浸湿皮肤。便后切忌用碱性的皂类洗涤，应用清水、温和的脂类或柔适婴儿湿纸巾清洁，再使用婴儿护臀霜薄薄地涂抹一层，可有效预防和治疗尿布疹。

3. 在尿布疹严重时，可暂时不用尿布，让宝宝的臀部暴露在空气中，以保持皮肤干爽。

如何给宝宝换尿布

1. 用温水和医用纱布擦洗宝宝的两腿褶皱和生殖器官附近，女孩要从前向后清洗，而不应从后向前擦拭，否则容易将肛门口的细菌带到尿道及阴道口，导致尿道、阴道感染。最后擦干净水分，防止尿布疹的发生。

2. 将干净的尿布放在宝宝的身体下面，尿布的底边放在宝宝的腰部，然后将尿布下面的一个角从宝宝两腿之间向上兜至脐部，再将两边的两个角从身体的两侧兜过来，将尿布的三个角固定在一起。

3. 如果是男孩，把尿布多叠几层放在阴茎前面，如果是女孩，则可以在屁股下面多叠几层尿布，以增加特殊部位的吸湿性。

4. "穿戴完毕"后，要检查调整腰部的粘扣是否合身，松紧以妈妈的两个手指能放进去为宜。再检查大腿根部尿布是否露出，松紧是否合适。

如何给新生宝宝选择衣服

由于宝宝生长发育迅速和好动，所穿服装不应束缚其活动；不得有碍自由呼吸、血液循环和消化；不应对皮肤有刺激和损害；不能使用腰带，以防约束胸腹部。

宝宝的衣服宜纯棉材质，不含荧光剂、甲醛成分，透气吸水性佳，不伤宝宝肌肤。

上衣最好是无领小和服，掩襟略宽过中线，大襟在腹前线处系布带，以使腹部保暖。后襟较前要短 1/3，以免尿便污染和浸湿。这种上衣适于新生宝宝和 2～3 个月的宝宝。

新生宝宝下身可穿连腿裤套，用松紧搭扣与上衣相连。可防止松紧腰带对胸腹部的束缚，也便于更换尿布，还对下肢有较好的保暖作用，可避免换尿布时下肢受凉。

怎样读懂宝宝的哭声

便便了

有时宝宝睡得好好的，突然大哭起来，好像很委屈，就可能是宝宝大便或者小便把尿布弄脏了，这时候换块干净的尿布，宝宝就安静了。

饿了

当宝宝饥饿时，哭声很洪亮，头来回活动，嘴不停地寻找，并做着吸吮的动作。只要一喂奶，哭声马上就停止。而且吃饱后会安静入睡或满足地四处张望。

感觉热

如果宝宝哭得满脸通红、满头是汗，一摸身上也是湿湿的，被窝很热或宝宝的衣服太厚，减少铺盖或减衣服，宝宝就会慢慢停止啼哭。

感觉冷

当宝宝冷时，哭声会减弱，并且面色苍白、手脚冰凉、身体紧缩，这时把宝宝抱在温暖的怀中或加盖衣被，宝宝觉得暖和了，就不再哭了。

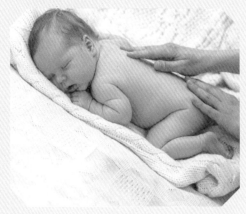

不安

宝宝哭得很紧张，你不理他，他的哭声会越来越大，这就可能是宝宝做梦了，或者是宝宝对一种睡姿感到厌烦了，想换换姿势可又无能为力，只好哭了。妈妈拍拍宝宝告诉他"妈妈在这，别怕"，或者给宝宝换个体位，他又接着睡了。

生病

宝宝不停地哭闹，用什么办法也没用。有时哭声尖而直，伴发热、面色发青、呕吐，或是哭声微弱、精神萎靡、不吃奶，这就表明宝宝生病了，要尽快请医生诊治。

孕前和孕期保健速查

孕周	常规保健	必查项目	备查项目	健康教育及指导
孕前保健(孕前3个月)	1.评估孕前高危因素 2.全身体格检查 3.血压、体质量与体质指数 4.妇科检查	1.血常规 2.尿常规 3.血型(ABO和Rh血型) 4.空腹血糖水平 5.肝功能 6.肾功能 7.HBsAg筛查 8.梅毒血清抗体筛查 9.HIV筛查 10.地中海贫血筛查	1.子宫颈细胞学检查 2.TORCH筛查 3.了宫颈分泌物检测淋球菌和沙眼衣原体 4.甲状腺功能筛查 5.75gOGTT高危妇女 6.血脂检查 7.妇科超声检查 8.心电图 9.胸部X线	1.合理营养,控制体质量 2.有遗传病、慢性疾病和传染病而准备妊娠的妇女,应予以评估并指导 3.合理用药 4.避免接触有毒有害物质和宠物 5.改变不良生活方式;避免接触高强度的工作、高噪音环境和家庭暴力 6.保持心理健康 7.合理选择运动方式 8.补充叶酸0.4~0.8mg/d或经循证医学验证的含叶酸的复合维生素
第1次检查(孕6~13周[+6])	1.建立孕期保健手册 2.确定孕周、推算预产期 3.评估孕期高危因素 4.血压、体质量与体质指数 5.妇科检查 6.胎心率(孕12周左右)	1.血常规 2.尿常规 3.血型(ABO和Rh血型) 4.空腹血糖水平 5.肝功能 6.肾功能 7.HBsAg筛查 8.梅毒血清抗体筛查 9.HIV筛查 10.地中海贫血筛查 11.早孕期超声检查(确定宫内妊娠和孕周)	1.HCV筛查 2.抗D滴度(Rh血型阴性者) 3.75gOGTT(高危妇女) 4.甲状腺功能筛查 5.血清铁蛋白(血红蛋白<110g/L者) 6.结核菌素(PPD)试验 7.子宫颈细胞学检查(孕前12个月未检查者) 8.子宫颈分泌物检测淋球菌和沙眼衣原体 9.细菌性阴道病的检测 10.孕早期胎儿染色体非整倍体母体血清学筛查(孕10~13周[+6]) 11.孕11~13周超声检查(测量胎儿NT厚度) 12.孕10~13周[+6]绒毛穿刺取样术 13.心电图	1.流产的认识和预防 2.营养和生活方式的指导 3.避免接触有毒有害物质和宠物 4.慎用药物 5.改变不良生活方式;避免高强度的工作、高噪音环境和家庭暴力 6.保持心理健康 7.继续补充叶酸0.4~0.8mg/d至3个月,有条件者可继续服用含叶酸的复合维生素

孕周	常规保健	必查项目	备查项目	健康教育及指导
第2次检查(孕14~19周$^{+6}$)	1.分析首次产前检查的结果 2.血压、体质量 3.宫底高度 4.胎心率	无	1.NIPT(孕12~22周$^{+6}$) 2.孕中期胎儿染色体非整倍体母体血清学筛查(孕15~20周) 3.羊膜腔穿刺术检查胎儿染色体(孕16~22周)	1.流产的认识和预防 2.妊娠生理知识 3.营养和生活方式的指导 4.孕中期胎儿染色体非整倍体筛查的意义 5.非贫血孕妇,如血清铁蛋白<30μg/L,应补充元素铁60mg/d;诊断明确的缺铁性贫血孕妇,应补充元素铁100~200mg/d 6.开始常规补充钙剂0.6~1.5g/d
第3次验查(孕20~24周)	1.血压、体质量 2.宫底高度 3.胎心率	1.胎儿系统超声筛查(孕20~24周) 2.血常规 3.尿常规	经阴道超声测量子宫颈长度(早产高危者)	1早产的认识和预防 2.营养和生活方式的指导 3.胎儿系统超声筛查的意义
第4次检查(孕25~28周)	1.血压、体质量 2.宫底高度 3.胎心率	1.75gOGTT 2.血常规 3.尿常规	1.抗D滴度复查(Rh血型阴性者) 2.子宫颈分泌物fFN检测(子宫颈长度为20~30mm者)	1.早产的认识和预防 2.妊娠期糖尿病筛查的意义
第5次检查(孕29~32周)	1.血压、体质量 2.宫底高度 3.胎心率 4.胎位	1.产科超声检查 2.血常规 3.尿常规	无	1.分娩方式指导 2.开始注意胎动 3.母乳喂养指导 4.新生儿护理指导
第6次检查(孕33~36周)	1.血压、体质量 2.宫底高度 3.胎心率 4.胎位	尿常规	1.GBS筛查(孕35~37周) 2.肝功能、血清胆汁酸检测(孕32~34周,怀疑ICP孕妇) 3.NST检查(孕32~34周以后) 4.心电图复查(高危者)	1.分娩前生活方式的指导 2.分娩相关知识 3.新生儿疾病筛查 4.抑郁症预防
第7~11次检查(孕37~41周)	1.血压、体质量 2.宫底高度 3.胎心率 4.胎位	1.产科超声检查 2.NST检查(每周一次)	子宫颈检查(Bishop评分)	1.分娩相关知识 2.新生儿免疫接种 3.产褥期指导 4.胎儿宫内情况的监护 5.孕≥41周,住院并引产